言語障害カウンセリング

府川昭世

駿河台出版社

はじめに

二〇〇四年三月四日ミスター・ジャイアンツ・長嶋茂雄氏が病に伏された。野球と読売巨人軍に職業的情熱を注がれ、永遠の青年として活躍し続けるだろうという思いを抱いてきた人々（筆者も含めて）に衝撃が走った。改めて、人の健康は年齢によって変化するものだということを痛感した。「明日はわが身」という言葉が頭の中で鳴り響いた。

長嶋氏が約二週間で退院されたことは予想をはるかに越える回復があったことが想像される。長男である長嶋一茂氏が、「父のこれからの日々はリハビリが続き、それは父にとって辛いものかも知れない」と語ったことは、おそらく言語のリハビリテーションを指しているのだろうが、ミスターはそれを克服して味わい深い第三の人生を我々の前に示してくれるに違いない。

我々人間は、世界のどの国の人々もことば（言語）を用いて考え、「感情・思想・イメージ」を表現し、他者とコミュニケーションをとりながら生きている。音声操作の能力は一〇〇万年以上にわたって進化のプロセスを遂げているのではないかと言われてきた（Deacon,T.W. 一九九九）。最近発見された最も古い装飾品の年代が五〇—七〇万年前であることが証明され、そのころことば（言語）が使われていたのではないかという新聞報道があった。それは、「飾る」という行為には「美」という概念があるからではないかというのだ。「美」ばかりでなく、「権力」や「富」の概念も含まれているのではなかろうか。言語は思考や感情を表現するとともにそれらを分化させ、さらに感情や思考を制御したりもする。ヒトが人として生きてきたことには言語と脳の共進化があったようだ（Deacon T.W.）。

ヒトが人として生きるうえで大切な言語の重要性は、それが何らかの障害を蒙った時初めて痛切に感じる。言語の障害について改めて振り返りながら、私たちは障害をどのように克服していくか、あるいは障害と共にたくましく共存していくかを模索していこう。

筆者が言語障害の方々と共に生きることになったのは、昭和三九年のことである。大学時代から心理学を学び、「心理劇」という心理療法を研究のテーマにしていた。現在の国立身体障害者リハビリテーションセンターの前身の一つである国立聴力言語障害センターにおいて、吃音者に心理劇を用いて援助することはできないかという動機から働き始めた。「心理劇」は今日の集団心理療法の一技法なのだが、成人吃音者への心理劇を通して思いがけない深い問題（例えば家族の深層心理の問題）が浮かび上がってくることに驚くと共に、大学・大学院の学問としての心理学では想像もつかなかった生きた心理学が日常の人々の暮らしのなかに、殊に何らかの障害や不適応に悩む人々のなかに存在していることを知り心理学の重要性を改めて知った。それと共に「言語障害」というテーマは一生をかけて取り組むに値するものであることを知った。

言語障害について何も知らない筆者も含めて、様々の領域（看護学・言語学・教育学）から集まってきた若き精鋭達に言語障害の基礎から教育してくださった神山五郎・戸塚元吉・船坂宗太郎をはじめ多くの諸先生方に感謝を捧げる。さらに、筆者が言語障害のひとつである「吃音」について、流暢性に欠ける発話の産生を聴覚フィードバック制御という行動科学的・実験心理学的視点からオーソドックスに取り組むことをご指導くださった金子隆芳筑波大学名誉教授に深く感謝する。遅延聴覚フィードバック研究をすすめる上で、多くの技術的支援をして下さった吉田茂筑波大学体育科学系教授に感謝する。筆者の博士論文作成に当たり、温かく見守りご指導くださった吉岡博英、精神病理学的側面について深いご指導を賜った小田晋両先生には衷心より感謝を捧げる。

そもそも「言語障害学」は学際的領域であり、医学・言語学・心理学・教育学・社会学・工学などが関与している。「言語障害カウンセリング」は学際的領域であることを踏まえて行われている。言語障害カウンセリングは狭義には言語聴覚士国家試験に合格し、定められた手続きを経て厚生労働大臣より免許が与えられた言語聴覚士が行うカウンセリングである。言語聴覚士の職務内容は、平成十年九月一日より施行された「言語聴覚士法」に基づいている。筆者も平成十一年に行われた第一回国家試験に合格し免許が与えられた。おそらくカウンセリングを担当する言語聴覚士が、言語障害のどの分野を主に担当するかによって、カウンセリングの内容・技法も異なることと思われる。しかし筆者は言語障害カウンセリングをもう少し広い意味で考えたい。何故ならば、言語聴覚士ではなくても長年言語障害者の教育や臨床に携わり、的確で着実な支援を行ってきた優れた先達がいる。その方々の研究や臨床報告から実に多くの真実と教育上のヒントが与えられるのである。筆者はその方々の研究や臨床経験も取り上げて広く深い視点から「言語障害カウンセリング」を考えていきたい。筆者が長年取り組んできた吃音カウンセリングについては、筆者のカウンセリングを支えている実験心理学的・認知科学的研究を含めて報告する。吃音カウンセリングは臨床心理学における行動療法（アイゼンク（Eysenck, H.J.）ら一九六〇）を含むことを強調したい。それと共に、言語発達障害や失語症のカウンセリングについても筆者の臨床例と筆者の臨床を支える先達の研究・理論及び臨床例を述べる。それは必然的に人間の身体・脳が環境との間で形成される学習に基づき、さらに人が親から受け継いだ気質・体質と環境との相互作用によって言語能力も含めた人格をどのように形成してきたか、社会的適応や自己実現をどのように遂げていくかを含めている。

目次

第四章　失語症とカウンセリング……173

第一章

言語とコミュニケーション

1　言語とはなにか

人間が他の種（たとえ高等霊長類であっても）と違うところは、「抽象と不可能と逆説に満ちた世界に住んでいることである」とディーコン（Deacon, T. W.）は述べている。人間だけが「起こらなかったこと」を考え、ああすればどうなっていたかとか、死んだ後どうなるのかなど思い煩う。人間は体験について語り、想像で物語をつくる。これらはみな言語によってなされる。動物も鳴き声や動作で仲間と交信する。あれは言語と言えないだろうか。

たしかに、叫び声もジェスチャーも交通信号も地図も言語も、すべて記号であり記号はなにかを指すところから記号レファレンスといえる（ディーコン）。アメリカの哲学者パース（Peirce, C. S.）は記号関係のレファレンス連合の三つのカテゴリーとして、イコン、インデックス、シンボルを区別した。イコンは記号と対象の相似性（たとえば対象を写した写真など）により、インデックスは記号と対象の物的時間的結合（たとえば煙はそこに火が燃えている）により、シンボルは記号と対象のいかなる物的特性との関係のない規約的結合（対象にその記号をつけることを恣意的にきめただけ）によって媒介される。その意味では動物の叫び声やジェスチャーは「敵が来た」とか「餌がある」を指すインデックスといえる。では言語とは如何なるものなのだろうか。

言語は極めて複雑でその性質を細大漏らさず定義することは非常に難しい（田中ら、一九八七）。音体系、語彙、文法のどの局面にも中心的な部分には論理的に一貫した体系があるが、周辺部になると曖昧で非論理的、中心的体系と違う性質を示すところがある。一つの言語内での地域的・社会的・個人的変化もあるし、時間の経過に伴う変化もある。これらを歴史・比較言語学という。

言語の定義の一つの立場はアメリカ構造言語学者達の考え方である。「言語はその言語社会の成員がおたがいに協力し影響を与え合うための、恣意的な音声記号の体系である。」ここで、故長谷川町子の「いじわるばあさん」のマンガ（図1）を紹介する。「ネコ」という記号は、洋の東西を問わず小さくて愛らしく小奇麗で、『ニャー』とか『ミャー』とか鳴いて人に甘え、人が両手で軽々と抱き上げられる小動物の概念がある。日本語はその小動物に「ネコ」という記号を恣意的に与えてきた。それを利用していじわるばあさんは巨大犬に「ネコ」という名前をつけ部屋に引き入れ家族をこまらせるいじわるをしている。同時に作者は、言語のシンボルとしての恣意性を皮肉っ

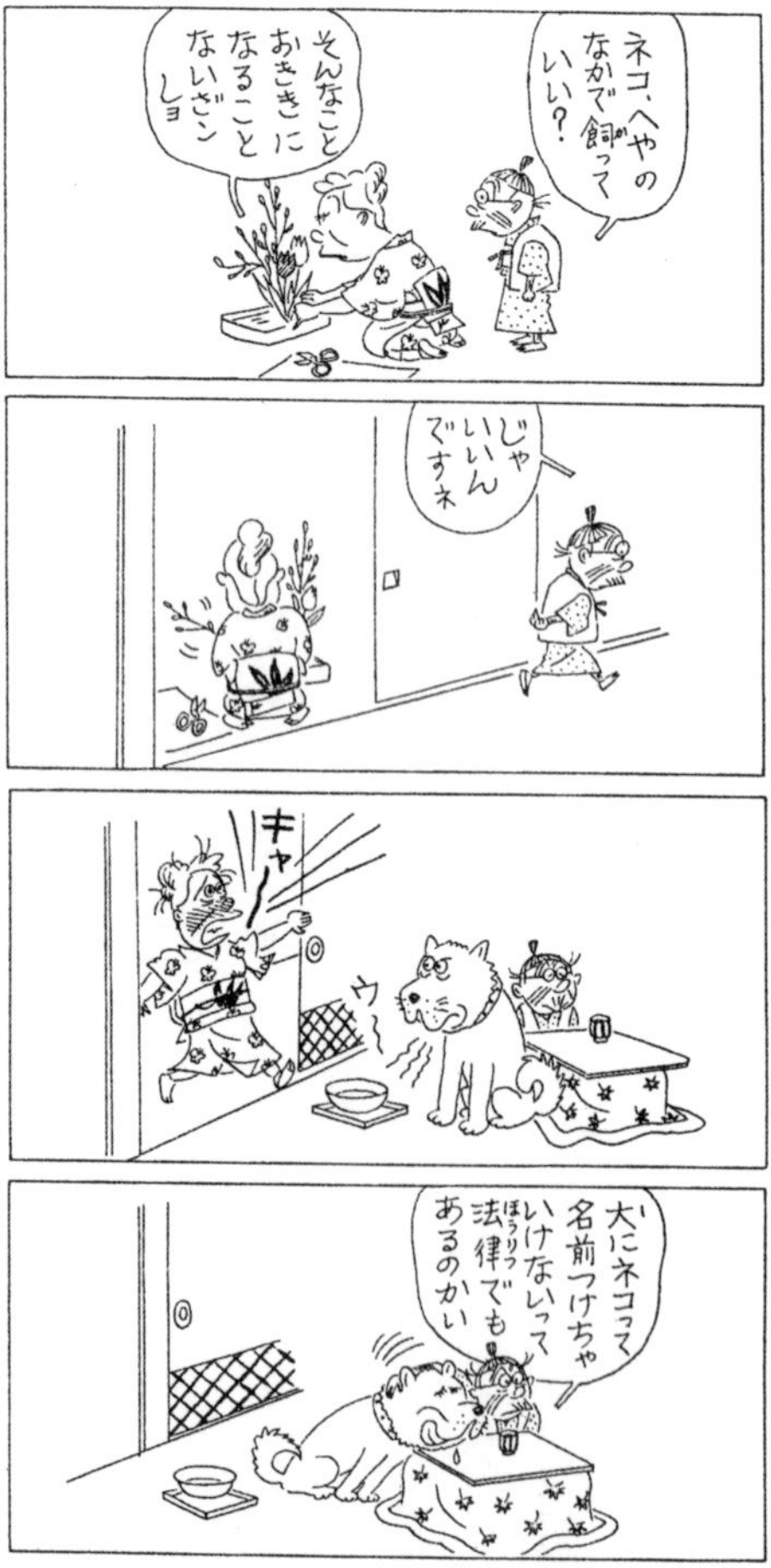
ネコ、へやのなかで飼《か》っていい？
そんなことおききになることないざンショ
じゃいいんですネ
キャー
ウ〜
犬《い》にネコって名前つけちゃいけないって法律《ほうりつ》でもあるのかい

図1　言語のシンボルとしての恣意性

（長谷川町子「いじわるばあさん3」朝日新聞社　p111．1995年）

ている。

言語のもう一つの考え方にチョムスキー（Chomsky, N.）の変形生成文法の言語がある。チョムスキーは言語能力とは「語彙」と「文構造を生み出す規則を知ること」の二つから成り立つと考えた。チョムスキーの文法理論（変形生成文法）は次の二つの主張に基づく。

(1) 言語とは有限個の記号からなる連鎖としての文の無限集合である

文とは発話の一つ一つを指すのではなく発話の集まりで、その言語を母国語とする人々が同じとみなす発話はすべて一つの文に属する

(2) 一つの言語Lの文法とは、Lの文に属する記号連鎖と、Lの文に属さない記号連鎖とを区別し、Lの各文に対して意味論的解釈が可能な有限個のルールの体系である。文法はアルゴリズム（一義的に明確で、機械的に実行可能なルールの体系）として表示されることが望ましい

チョムスキーはさらに文は階層構造を成していて、最も根底にあるのは深層構造でこれに語彙と変形規則が加わって表層構造が作られ、そこに音形規則が加わって音声としての文が生成されると考えた。チョムスキーは深層構造を「普遍文法」と考え、人間は言語獲得の普遍文法を生得的に埋め込まれた「言語獲得装置」（Language Acquisition Device）をもって生まれてくると考えた（高田、一九七〇）。

この「言語獲得装置」は人が長い進化の末に獲得したものであるが、言語を獲得する環境が整わなければ作動しない。

次に世界中で使用されている言語について簡単に見てみよう。

2　世界の言語と歴史

世界中にどのような言語が話されているか、家村睦夫（一九八七）が示した系譜関係を（表1・2）で見てみよう。死語も含めて知られている世界の言語は千五百から三千あるのではないかと家村は述べている。文字をもたないため何の記録も残っていない語が非常に沢山あるらしい。語族を世界地図に示したのが（図2）である（家村一九八七）。

言語は時が経つと変化する。使っている人は殆ど気づかない。言語記号は音声の集合がある形をなして意味を帯びたものであるから、言語の変化はまず音声の面（音韻）の変化がおき、それが記号の配列（文法）の変化を起こす。日本語でも動詞の語尾の母音の変化により、活用形が四段活用から五段活用に変化する例を家村（一九八

インド・ヨーロッパ語族

インド・イラン語派	イラン支派	アヴェスタ語 古ペルシア語 パーラヴィ語	ペルシア語 クルド語 アフガン語
	インド支派	ヴェーダ語 サンスクリット語 プラークリット語 パーリ語	ヒンディー語 ウルドゥ語 ベンガル語
アルメニア語派			アルメニア語
アルバニア語派			アルバニア語
ギリシア語派			ギリシア語
バルト・スラヴ語派	バルト支派		ラトヴィア語 リトアニア語
	スラヴ支派	古代教会スラブ語	ロシア語 ウクライナ語 ブルガリア語 セルビア語 クロアチア語 チェコ語 スロヴァキア語 ポーランド語
ケルト語派			ゴール語 ブルトン語 ウェールズ語 アイルランド語 ゲール語
ロマンス語派		ラテン語	ポルトガル語 スペイン語 フランス語 イタリア語 ルーマニア語 プロヴァンス語 レト・ロマン語
ゲルマン語派	東ゲルマン語支派	ゴート語	
	北ゲルマン語支派	古ノルド語	スエーデン語 デンマーク語 ノルウェー語 アイスランド語
	西ゲルマン語支派	高地ドイツ語	ドイツ語
		低地ドイツ語	オランダ語 英語
トカラ語派			トカラ語
ヒッタイト語派			ヒッタイト語

表1　インド・ヨーロッパ語族

（家村睦夫：歴史・比較言語学「言語学入門」p208　大修館書店　1987年　21刷より引用）

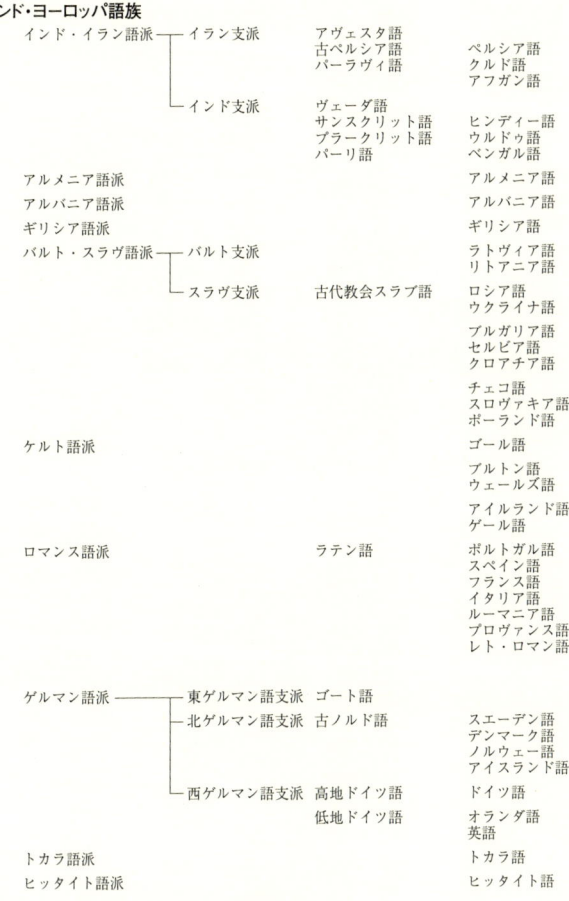

セム語族

東セム語派	アッカド語
西セム語派	カナン語
	ウガリット語
	モアブ語
	ヘブライ語
	フェニキア語
	アラム語
	シリア語
	アラビア語
	エチオピア語

ハム語族

	エジプト語
	コプト語
	リビア語
	ベルベル語
	クシ語

シナ・チベット語族

チベット・ビルマ語派	チベット語
	ビルマ語
中国語派	北京官語
	各方言
タイ語派	タイ語

ウラル語族

フィン・ウラル語派	フィンランド語
	エストニア語
	ラップ語
	ハンガリー語
サモエード語派	サモエード諸語

アルタイ語族

チュルク語派	トルコ語
蒙古語派	蒙古語
ツングース語派	満州語
	オロッコ語
	オロチョン語
	(朝鮮語)
	(日本語)

アウストラロアジア語族

	ムンダ諸語
	モン語
	クメール語
	ヴェトナム語

アフリカ諸語

バントゥー諸語	スワヒリ語
	ズールー語
スーダン諸語	
コイサン諸語	ブッシュマン語
	ホッテントット語

アメリカ・インディアン諸語

オーストラリア諸語

ドラヴィダ諸語　タミール語、テルダ語

コーカサス諸語

極北諸語

	アイヌ語
	ギリヤーク語
	カムチャトカ語
	ユカギール語

エスキモー語

バスク語

マライ・ポリネシア（アウストラロネシア）語族

インドネシア語派	インドネシア語
	マライ語
	ジャワ語
	タガログ語
	チャモロ語
メラネシア語派	フィージー語
	ソロモン、ビスマーク、サンタ・クルス、マーシャル各諸島の諸言語
ポリネシア語派	ハワイ語
	タヒチ語
	サモア語

表2　セム語族、ハム語族　その他の語族

（家村睦夫：歴史・比較言語学「言語学入門」p201．大修館書店 1987　21刷より引用）

世界言語地図

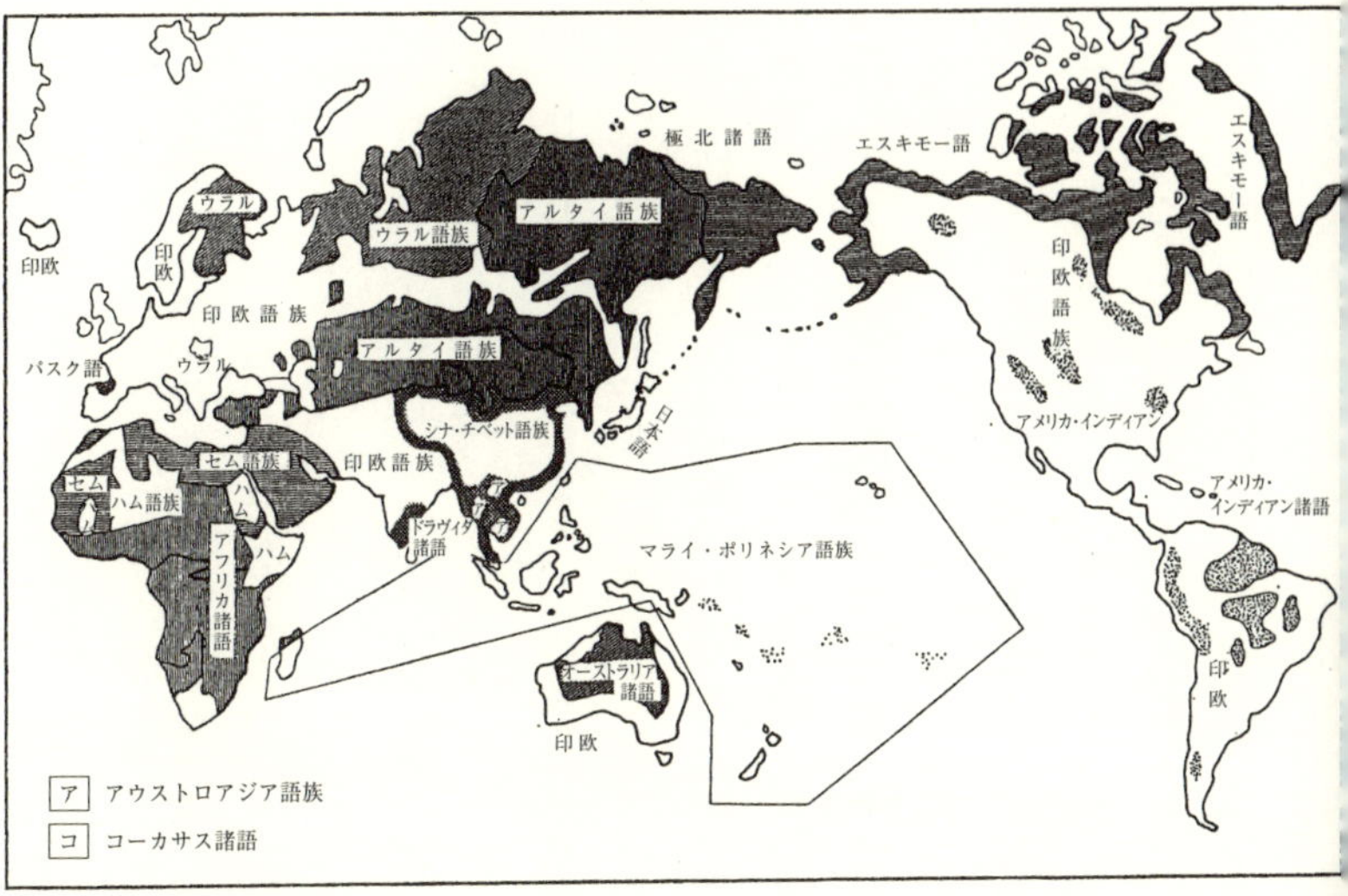

図2　世界言語地図

（田中春美・家村睦夫・五十嵐康男・倉又浩一・中村完・樋口時弘英著「言語学入門」p210　大修館書店　1987年　21刷より引用）

七）は述べている。

語彙の変化は、ある語が指す事物の発生や消滅と関係する。これまで存在しなかったり知られていなかった事物が現れるとそれに名前がつけられ、新しい語として使用されるようになる。

二〇〇三年ノーベル物理学賞を小柴博士が受賞されたが、研究対象のニュートリノという語は専門家以外は殆ど知らなかっただろう。日本で毎年与えられる流行語大賞も非常に若い人々の間で使われることばが多く、年配者には初めての語が多い。

日本語の意味の変化については、大野晋『日本語をさかのぼる』のなかで詳しく述べられている。その中の「語の変身」は興味深い例として「イクサ」を挙げている。

現代では「イクサ」は戦争の意味を表す。しかし本来は別の意味があった。「イク」は生命力の盛んなことをたたえる接頭語であった。また「サ」は矢の意味であった。万葉集にもそれを示す表現がある。それゆえ「イクサ」は鋭い矢という意味が本来のものであった。それが、鋭い矢を射ることを意味するように転用された（大野によると七世紀末ころ）。やがて矢を射る人、武人、軍勢として用いられ、平安時代には戦いの意味に用いられるようになったと大野は述べている。

言語はまさにその意味でも時代とともに変化して現在に至っている。つまりその社会の中で、人々が他者といきいきとコミュニケーションを行う大切なものだったといえる。

3　コミュニケーションとはなにか

研究社「英和辞典」によると、communication とは、
①思想・情報などの伝達、通信、通報
②ア〈伝達・交換される〉情報
イ通信、交信、文通、手紙、伝言
③ア言葉・記号・身振りなどによる情報・知識・感情・意志などの交換過程
イ意思疎通による親密な関係・間柄
④通信・交通・連絡の手段
⑤ア電子工学などによる通信〔情報伝達〕
イ〔米〕〔教育〕言語・非言語を含めた観念・態度・知識の伝達・表現
を表している。

筆者は障害児教育の専門家でありご自身も視聴覚重複障害をもつ福島智（二〇〇

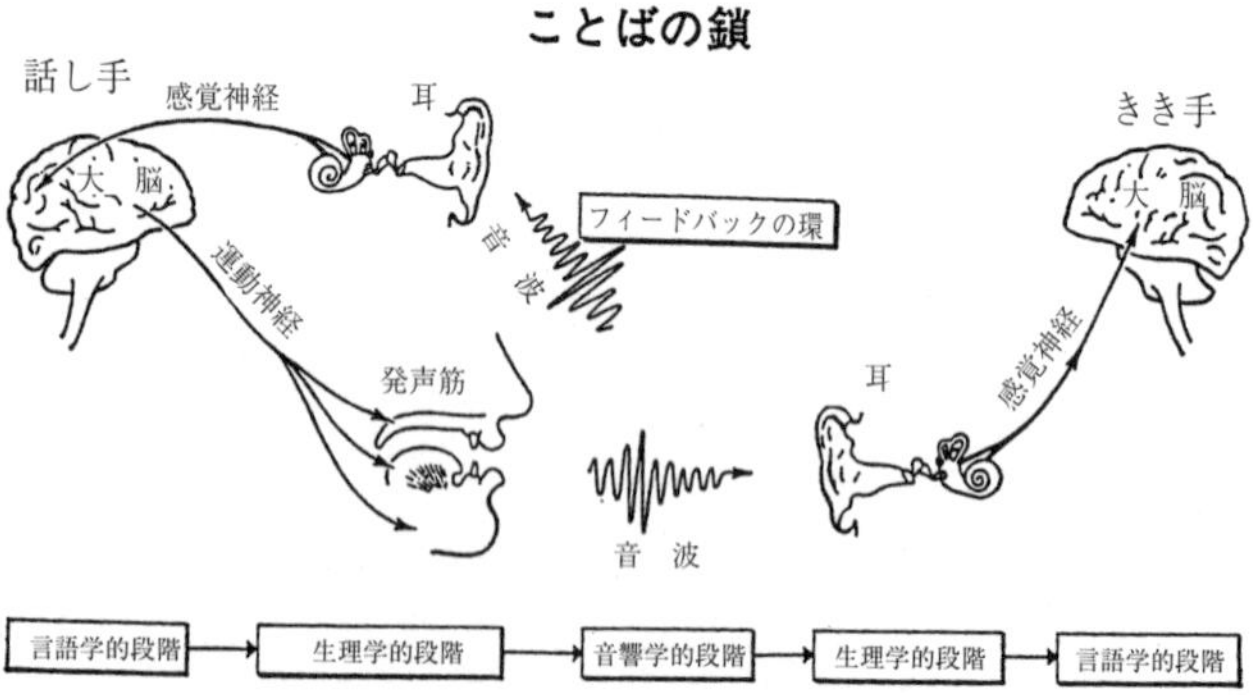

図 3　ことばの鎖：話し手の伝えたいことが、話しことばとして、きき手に理解されるまでのいろいろな現象

（デニッシュ＆ピンソン：「話しことばの科学」切替・藤村監修、神山・戸塚共訳　東京大学出版会、p4．1966年より引用）

三）のことばを、コミュニケーションの本質を表すものと考える。そのことばを要約すると次のようになる。

「私は、コミュニケーションは『心の酸素』だと思う。十八歳で視力に続き聴力をも失った私は、他者とのコミュニケーションが断絶された日々を体験する。それは魂の凍るような孤独の日々だった。やがてコミュニケーションを取り戻し、本当につらいのは『見えない、聞こえない』ことではなく他者との心の交流が消えることだと確信した。いまの社会は情報の氾濫とは裏腹に、他者とのコミュニケーションに飢えている人が多いように思う。障害者や高齢者と豊かなコミュニケーションを持つことは、多くの人々が抱えている『酸欠の心』に新鮮な風となるだろう。」

言語記号は音声の集合がある形をなして意味を帯びたものであることを踏まえて、話しことばのコミュニケーション図式を、デニッシュ（Denes, P. B.）とピンソン（Pinson, E. N.）が描いたことばの鎖（図3）から整理して考えていこう。

4　話ことばの鎖

言語と脳

人間は睡眠や覚醒、知覚、情動、記憶学習、運動制御などの複雑な活動をしながら生きている。これらは中枢神経系の働きによって遂行される。（図4）に示されるように脊髄・延髄・橋・中脳・間脳・大脳・小脳から構成されるシステムである。

脊髄には様々な反射があり、人間を危険から守る。延髄は呼吸中枢があり、ここが損傷されると脳死に至る。中脳には光反射や体移動・姿勢の中枢があるらしい。間脳のなかの視床下部は情動の中枢である。視床下部は大脳辺縁系と密接につながっていて、その中の扁桃体は大脳皮質からの情報を受け取り、それを海馬の記憶情報と見比

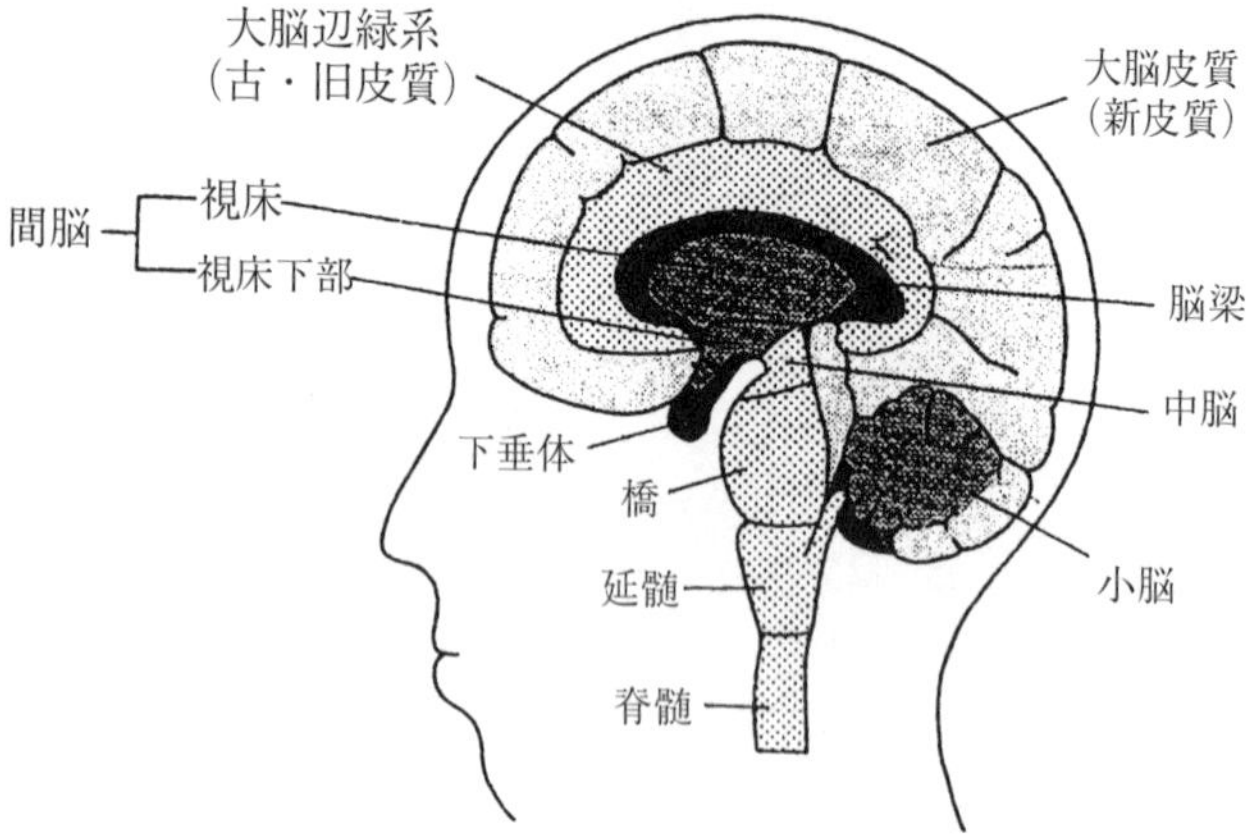

図 4　人の中枢神経系の構造
（岩波講座　認知科学 6「情動」第 4 章　情動行動の表出　小野武年、p110, 1996.）

べながら評価を下し、その結果を視床下部に伝え、それらの結果、自律神経系・ホルモン・情動行動として反応が起きる。大脳皮質は、知覚・認知・判断・思考・意志・創造・運動・言語などの高次の機能を果たしている。ブロードマン（Brodmann, K）は大脳皮質の細胞の層状構造の違いから五十二の区域に分けた（伊藤、一九九八）。それらの働きを（図5）に示す。しかし、人の行動とくに言語は大脳皮質ばかりでなく皮質下の働きが深く関与している。それは（図6）に示される。人は外界からの刺激や自己の内部からの刺激により何かを話したいという欲求

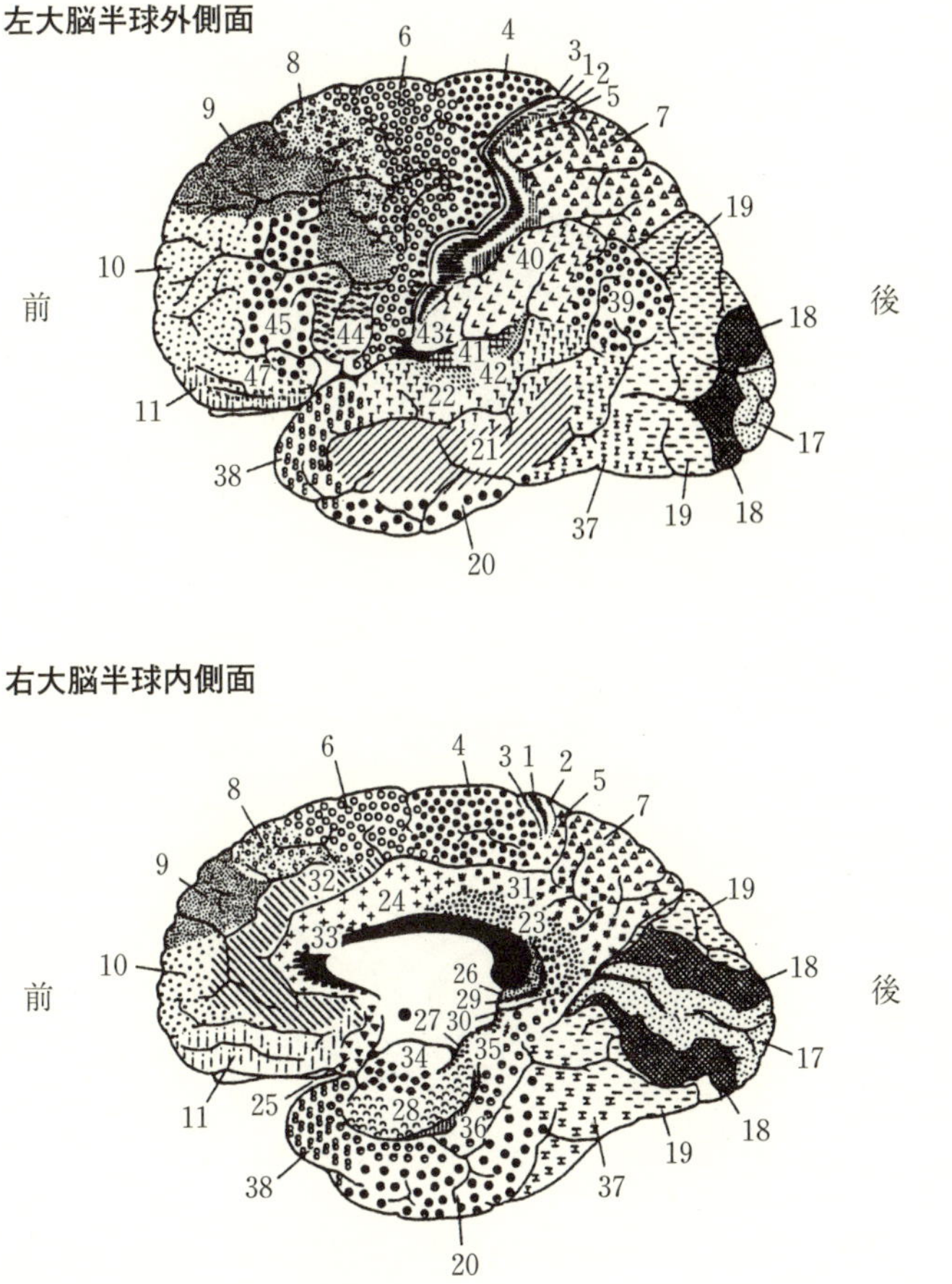

図5　ブロードマンの脳地図
（岩波ジュニア新書115「脳のメカニズム　頭はどうはたらくか」伊藤正男、p143. 1998.）

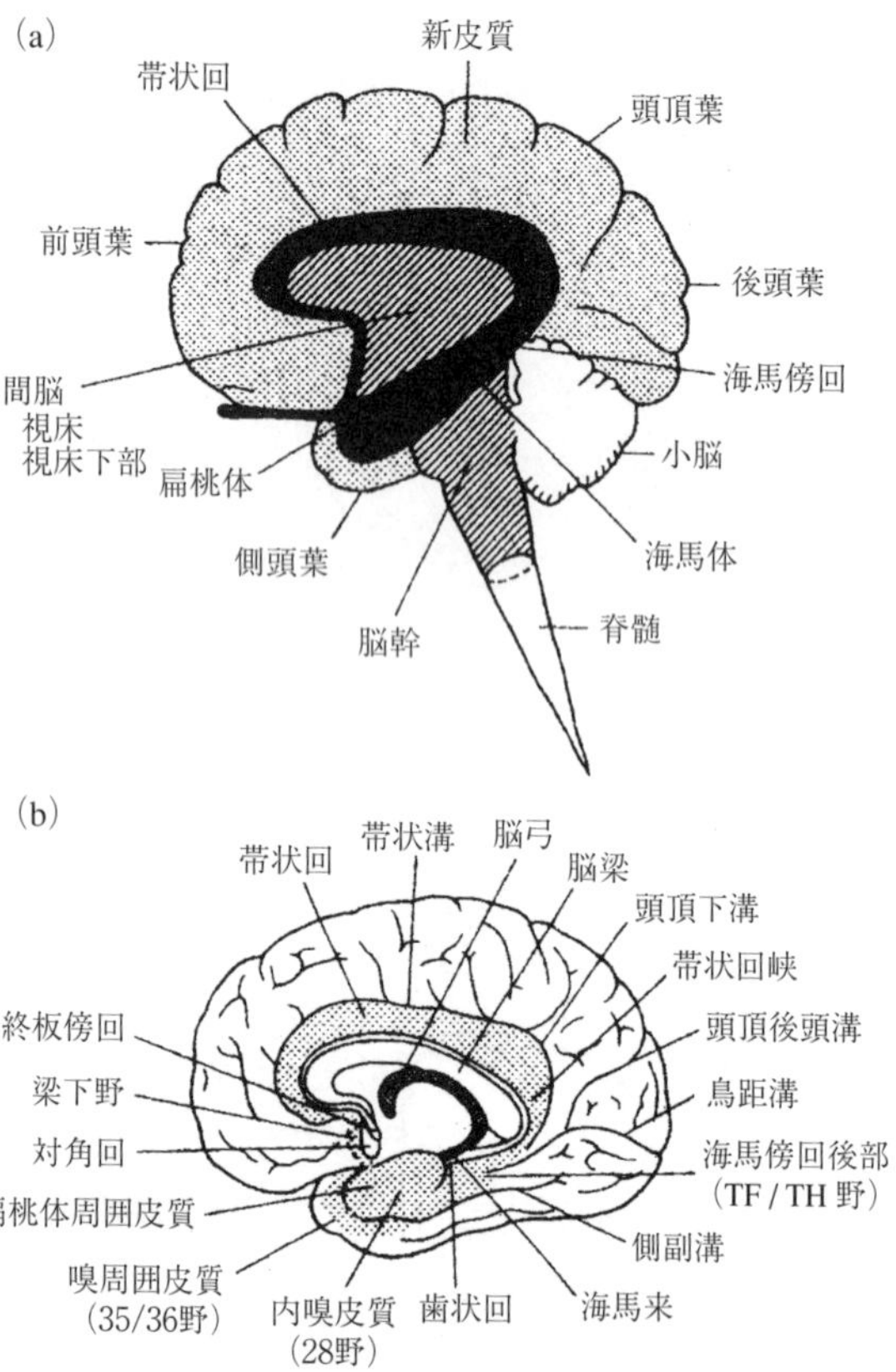

図6　大脳皮質下の構造（大脳内面辺縁系領域）

(a)　脳幹：斜線部、辺縁系：黒い部分、新皮質（灰色）

(b)　辺縁領域の解剖図

（小野武年、1996．岩波講座　認知科学6　情動　p73）

をもつ。話の内容はあるイメージとして浮かぶのだろうが、それをどのように言語で表現するかが次の言語学的プロセスである。

言語学習と脳については、脳の可塑性という側面から幼若な脳ほど学習の可塑性は高く、言語獲得の臨界期（敏感期・レネバーグ）にもあてはまる。

これについては人以外のボノボ（別名ピグミー・チンパンジー）の「カンジ」の言語学習にも興味深い報告がある（ディーコン T. W., 一九九九）。スー・サヴェジ＝ラムバウ（Savage-Rumbaugh, E. S.）とデウエン・ラムバウ（Rumbaugh, D. M.）がチンパンジーに記号学習の訓練をすることで人以外の種が言語類似の交信にどこまで到達するかを調べた実験で、被験者であるカンジの養母マタタにくっついてきたカンジが、母親の周りを遊んだり邪魔したりしながら、結局母親が出来なかった記号学習をらくらくやり遂げてしまった。

言語学的プロセス

心的イメージをことばに表すには、チョムスキーの言うように語彙と文法を知らなければならない。久保田は言語学の基礎として（図7）を示している。

まず語彙について見てみよう。子どもが初めて一語話すのは、子どもが自力で一歩

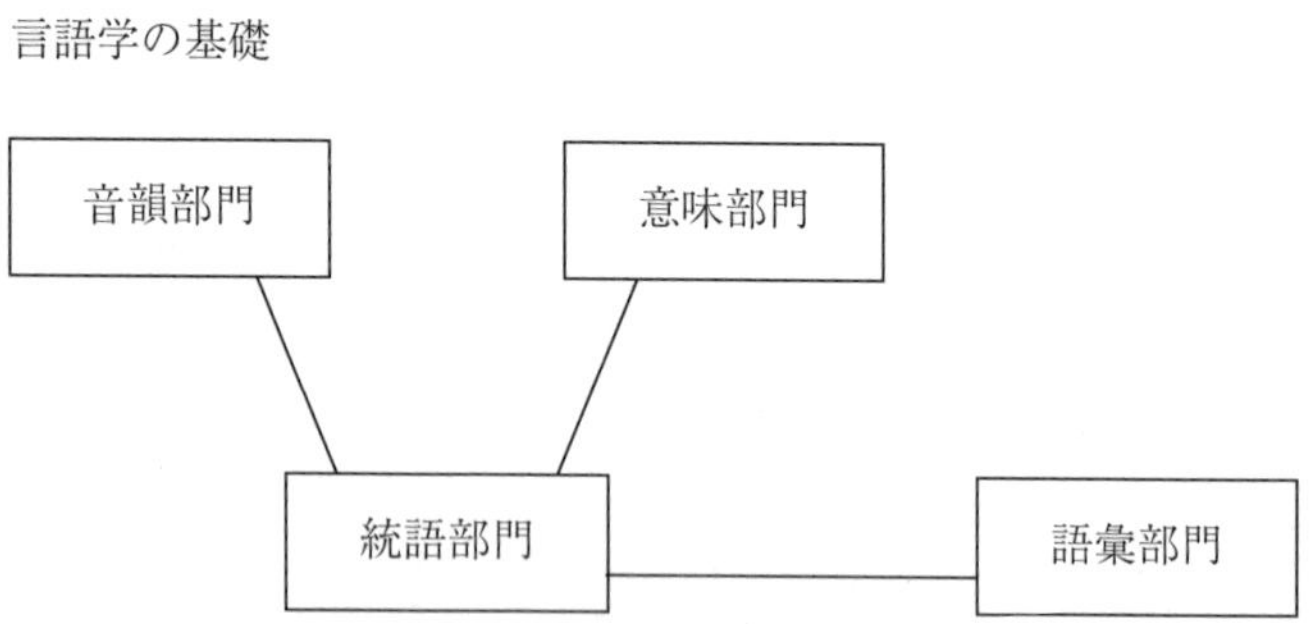

図7　言語とは何か。
言語はいくつかの部門から構成される体系である。その中核は統語部門である。（久保田正人「言語学」言語聴覚士指定講習会テキスト医歯薬出版　1998. p128 より引用）

あるく時と言われている。平均的には一歳から一歳三ヶ月ころに「マンマ」、「ババ」、「ママ」、「パパ」などの両唇音からなる語が一語言えるようになる。その後二歳頃まで語彙の増加は著しくないが、二歳前後に二語文を話すようになると驚異的に語彙が増加していく。久保良英の研究『幼児の言語の発達』では二歳台で二百九十五語・三歳台で八百八十六語・四歳台で千六百七十五語・五歳台で二千五十語・六歳台で二千二百八十九語と増加し、幼児期の終わりには三千語、小学六年生で二万五千語という。久保の研究は一九二〇年代のものだが、一九八〇年藤友雄暉の幼児の語彙調査の結果を（表3）と（表4）に示すが、かなり類似した結果がでているのに驚かされる。藤友は幼稚園児四・五・六歳児、計百二名に絵カードを提示し「絵を見

品　　詞	4　歳　児	5　歳　児	6　歳　児
動　　詞	560 (40.09)	836 (44.66)	852 (41.10)
形容詞	57 (4.08)	63 (3.37)	81 (3.91)
形容動詞	13 (0.93)	23 (1.23)	25 (1.21)
名　　詞	578 (41.37)	728 (38.89)	889 (42.88)
代名詞	24 (1.72)	24 (1.28)	24 (1.16)
固有名詞	25 (1.79)	20 (1.07)	28 (1.35)
副　　詞	45 (3.22)	59 (3.15)	65 (3.14)
擬声・擬態語	48 (3.44)	55 (2.94)	51 (2.46)
連体詞	5 (0.36)	7 (0.37)	10 (0.48)
接続詞	10 (0.72)	16 (0.85)	21 (1.01)
感動詞	32 (2.29)	41 (2.19)	27 (1.30)
計	1397	1872	2073

表3　4・5・6歳幼稚園児（102名）の個別面接法による語彙の実態．各年齢段階における品詞別異なり語数（％）、藤友雄暉（1980）による．「子どもの言語心理」2　幼児のことば　福沢周介編　1987より引用）

てお話を作って頂戴ね」という個別面接法により幼児の語彙の調査を行った。それらを品詞判定基準に従って分類し、各年齢ごとの使用語彙（表3）と四・五・六歳児の基本語彙（表4）を報告している。基本語彙というのは四・五・六歳のいずれの年齢段階でも出現した語彙である。全体で六百三十三語、その中で名詞が二百九十一語、動詞は二百三十二語と飛び抜けて多く、形容詞・副詞は三十三語・三十一語と激減する。その他の品詞は極めて少数である。また藤友は四・五・六歳の基本語彙

品　　　　詞	
動　　　　詞	232
形　　容　詞	33
形　容　動　詞	8
名　　　　詞	291
代　　名　詞	14
固　有　名　詞	0
副　　　　詞	31
擬声・擬態語	3
連　　体　詞	4
接　　続　詞	8
感　　動　詞	9
計	633

表4　藤友（1980）による4歳児・5歳児・6歳児の基本語彙「子どもの言語心理」2　幼児のことば　福沢周介編　1987より引用）

をすべて発表している。これらの情報は次の三つの意義があると藤友は述べている。

①幼児の語彙の実態を明らかにする

②日本語の根幹をなし日本語の基本語彙に連なるものを明らかにする

③幼児向けの放送や出版物に使用すべき語彙の目安を示す

大野晋は『日本語をさかのぼる』のなかで、古典文学十四作品に書かれた語彙について調べた。その結果は（表5）のようになり使用頻度の高い語の使用回数（使用度数）と使用頻度の低い語の使用度数の関係を（図8）のグラフに示した。さらに平安時代の女流文学十六作品について、どの作品にも用いられる語彙と一つの作品にしか用いられない語彙を調べた。その結果、古典文学における語彙は基本的な少数の語が極めて多く用いられ、使用頻度の極めて少ない語が多数あってそれらが基本的な語の中にちりばめられ文表現が成立する。

作　　品	異なり語数	延べ語数
万葉集	6,505	50,070
古今集	1,994	10,015
土佐日記	984	3,496
伊勢物語	1,692	6,931
竹取物語	1,311	5,124
後撰集	1,923	11,955
蜻蛉日記	3,598	22,398
枕草子	5,247	32,906
源氏物語	11,423	207,808
紫式部日記	2,468	8,737
更級日記	1,950	7,243
大　鏡	4,819	29,212
方丈記	1,148	2,527
徒然草	4,242	17,114
計	(23,880)	415,536

表5　古典文学14作品に使用された異なり語数と延べ語数（大野　2003より）

　では言語の最も中心的重要事項である文法について見てみよう。

　スロービン（Slobin, D. I.）は、「文法とは、文を話したり理解する際に使用している規則の集まり」と定義している。チョムスキーも言うように幼児はそれまでの発達の中で学習した能力を駆使してことばに含まれる生成規則（普遍文法）を修得しそれに基づいて新しい文を作っていく。幼児は周囲の人々の話すことばを聞いてそこに一定の規則性を見つけ出しそれを自分の

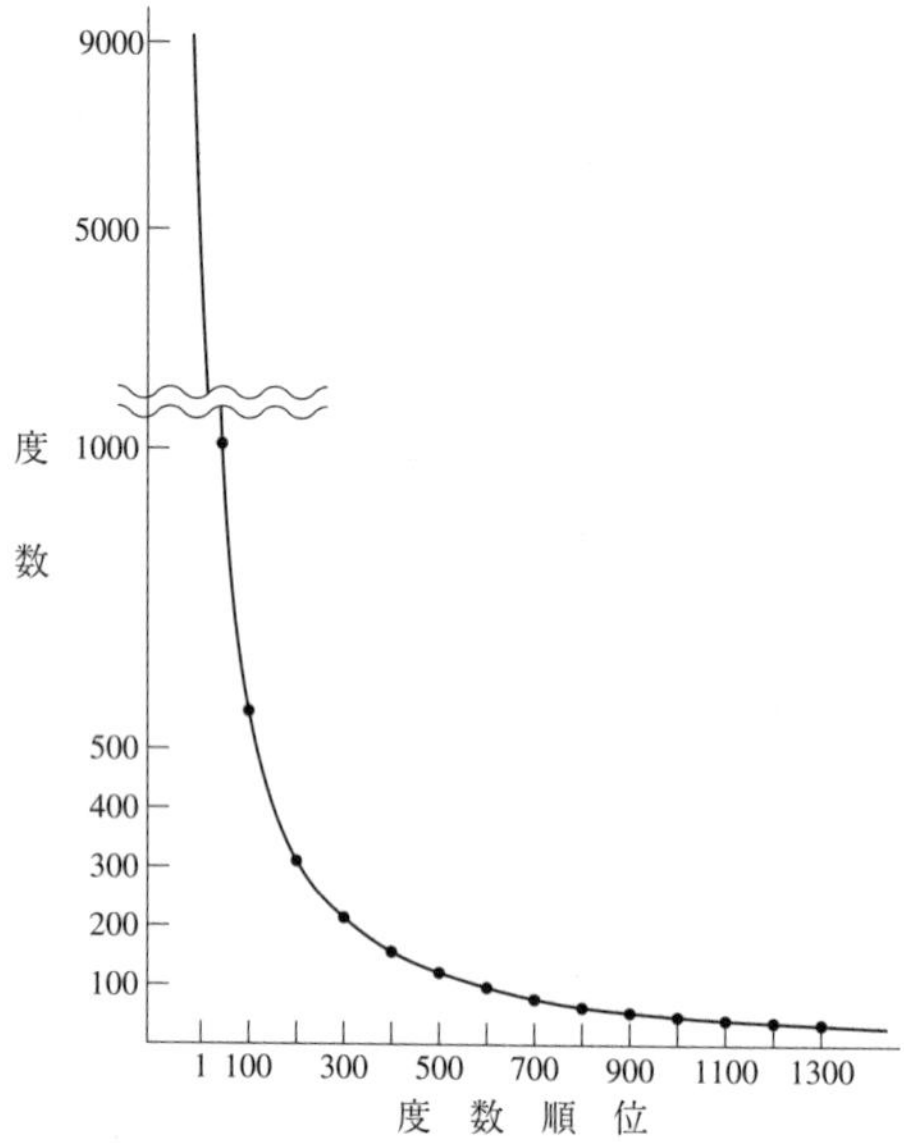

図 8　古典文学14作品に使用された単語使用度数グラフ（大野晋「日本語をさかのぼる」2003 年　p123. より）

文法に取り入れていく。

スロービンはまた幼児が自分の発話を組み立てたり、周囲の人々の発話を聞き取ったりする時に用いるものを方略（strategy）となづけ研究した。これを日本の幼児にあてはめてみると「幼児は『語順方略』にたよって発話を理解する段階から、助詞をてがかりとする『助詞方略』へと発展する」と鈴木（一九八七）は述べている。

文法はことば以前に意味構造として準備されていると考えたのはブルーナー（Bruner, J. S.）である。幼児と母の間での「合同注視」、「協同動作」、「指示動作」という概念でブルーナーは説明しようとした。「発話は行為、視線、その他表情や位置関係などと密接に繋がり、互いに一定の役割を分担しながら一つの意味構造をつくりあげている。文法はいわば幼児の動作の内に早くから存在している」と鈴木（一九八七）は述べている。

次に意味について考える。オグデンとリチャーズ（Ogden, C. K. & Richards, I. A.）は「意味の意味」を問い、「事物に対してわれわれが抱くイメージとシンボルの相互喚起性が意味である」とした。ウルマン（Ullmann, S）は簡単に「名称（シンボル）と相互喚起の関係にあるイメージそのものが意味である」と定義している。混質・差異の事物の世界（例えば『青』というシンボルによってとらえられる現実の青には様々の色合い・濃淡がある）を、「アオ」というシンボルはそれが紫でもない緑でもない他の色と明確に区別する純一性を与える。しかし、もう少し抽象的な概念になると言語のイメージは個人の経験や素質によって違うことになる。そこで「意味」の問題には、

①言語主体としての個人・社会
②事物に対する認識
③コミュニケーション

の三つが関係する。言語学、哲学、心理学など様々の立場からの研究が可能になる。日常の言語的コミュニケーションにおいて、記号としての言語を用いることに

よって生じる現象や反応を研究するのが心理学的意味論である。言語の意味の情意的側面を測ろうとしたのがオスグッド（Osgood, C. B.）（一九五七）の「意味微分法（SD法；Semantic Differential Method）である。オスグッドは一対の形容詞を多く集め、「語」からうける印象が形容詞対の尺度のどこに位置するかを評定させ、その結果を因子分析した。意味の情意的側面は、

①評価
②潜在能力
③活動性

の三つの因子で構成される三次元空間で表されることを明らかにした。

筆者も十年前、地下鉄サリン事件解明のため、山梨県上九一色村に警視庁の職員達が籠のカナリアとともにオウム真理教本部に捜索に入った年の五月に、ある大学の一〇〇名ほどの学生に、「キリスト教」、「仏教」、「オウム真理教」の語の印象を（図9）の評定シートを用いてSD法で調べたことがある。「オウム真理教」は「キリスト教」と「仏教」に比べ評価は非常に低いが、潜在能力と活動性は高い値がでた。あのころ日本中を震撼させた事件で、まだ全容が解明されず何が起こるか解らないという時期だったこともあって、潜在能力と活動性が高いという結果となったのであろう。

その言葉からうける印象が、次の形容詞対のどのあたりに位置するかを評定してください。

good						bad
optimistic						pessimistic
social						unsocial
complete						incomplete
timely						untimely
kind						cruel
clean						dirty
light						dark
pleasureble						painful
beautiful						ugly
high						low
progressive						regressive
true						false
positive						negative
wise						foolish
healthy						sick
hard						soft
strong						weak
severe						lenient
heavy						light
serious						humorous
large						small
masculine						feminine
active						passive
excitable						calm
hot						cold
complex						simple
fast						slow

図9　C．オスグッドの意味微分法
（ＳＤ法：Semantic Differential Method）による評定尺度の一例

次に実際の発話はどのように産生されるかを見てみよう。

発話産生のプロセス

音声器官は（図10）に示すように、肺・気管・喉頭（声帯を含む）・咽頭・鼻・口

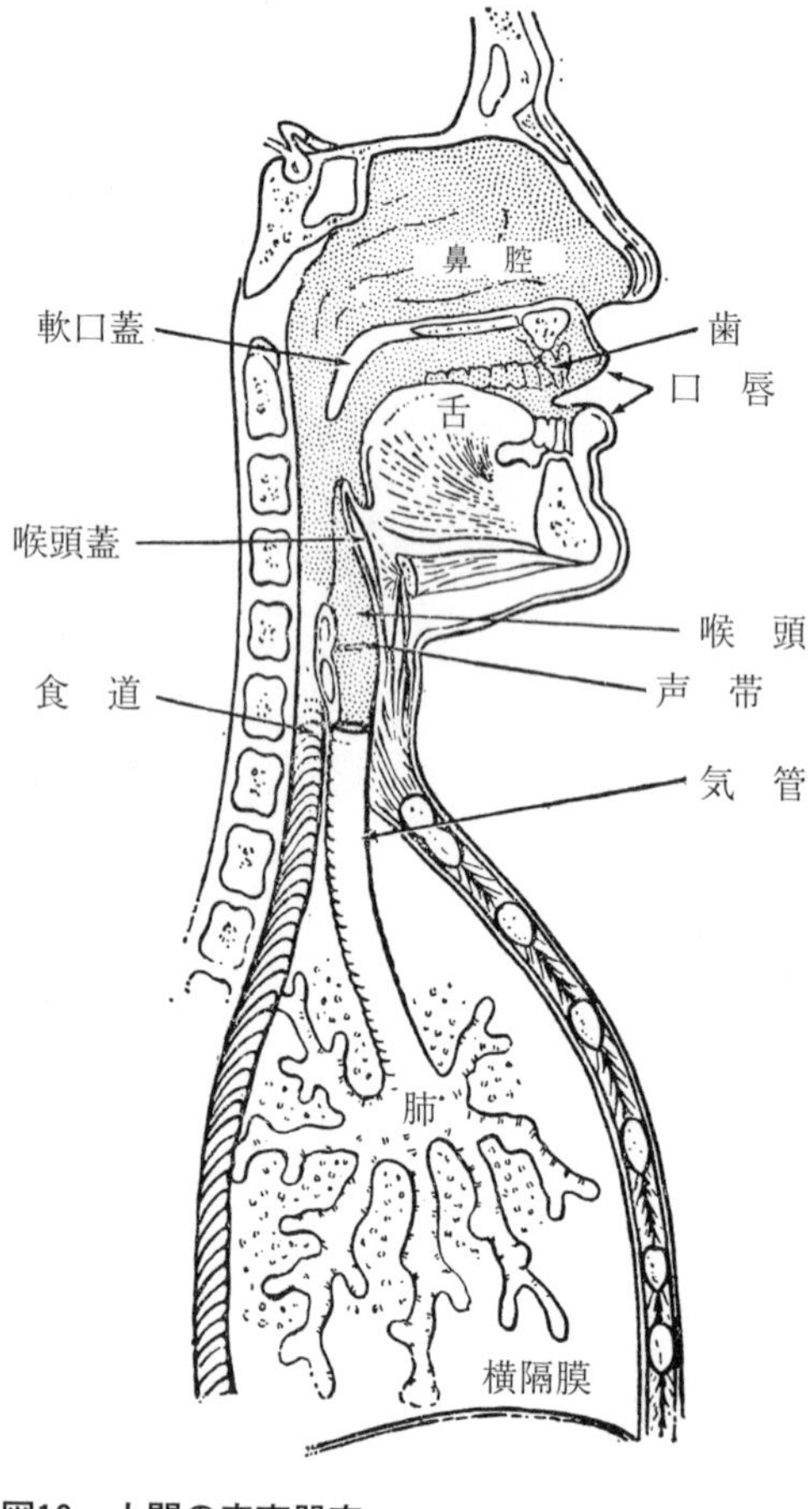

図10　人間の音声器官
（デニッシュ、ピンソン「話しことばの科学」1966年　p42. より）

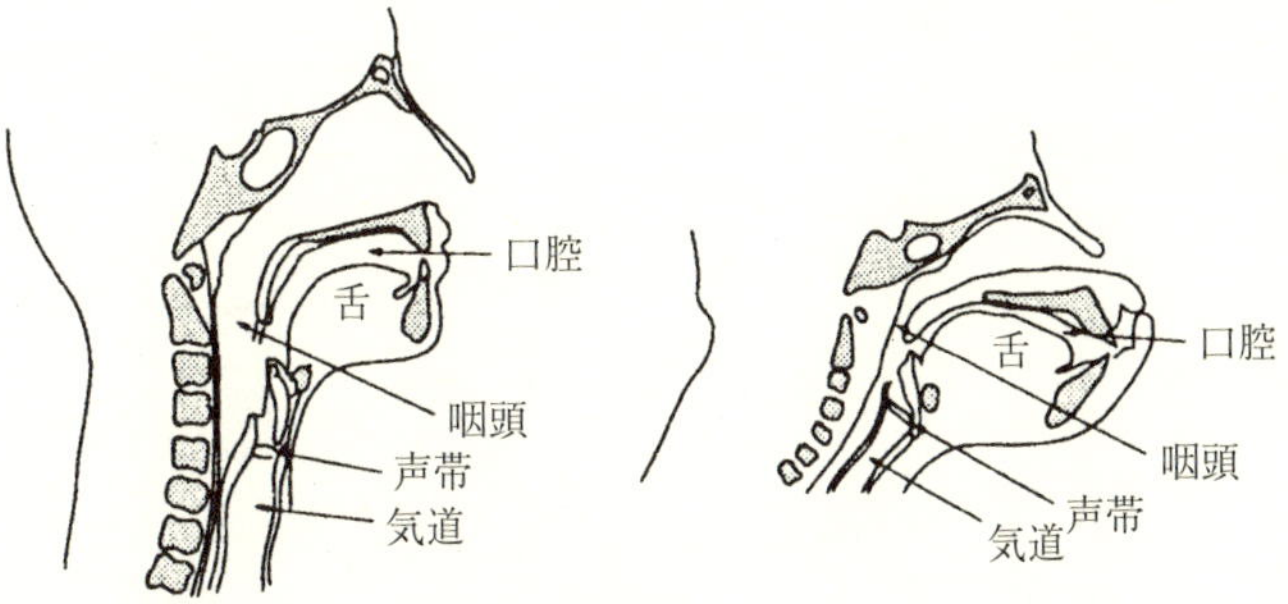

図11　ヒトとチンパンジーの声道の違い
(榎本知郎「ボノボ　謎の類人猿に性と愛の進化を探る」p163．丸善ブックス　平成9年より引用)

（舌、口蓋、歯、唇）から成る。これらの器官は一体となって肺から唇へ繋がる複雑な形をした管を形成する。喉頭より上の部分は声道（vocal tract）と呼ばれる。ヒトとチンパンジーの声道の違いを（図11）に示す。

呼吸、咀嚼、嚥下という生命維持に必要な器官が後に言語音の産生に使用されるようになった。呼吸運動は胸郭の筋肉、横隔膜や腹部の諸筋によって制御される。安静呼吸のリズムは毎分一五—二〇回、発声時は文や句によって呼吸の率を変える。最長発声持続時間は成人男子約三〇秒、成人女子約二〇秒である。

呼気によって肺から押し出された空気の流れが声帯を振動させバズ音（喉頭原音）を作る。声帯を震わせる速さが増すに従ってバズ音の振動数は高くなる。このバズ音が声道の音響特性

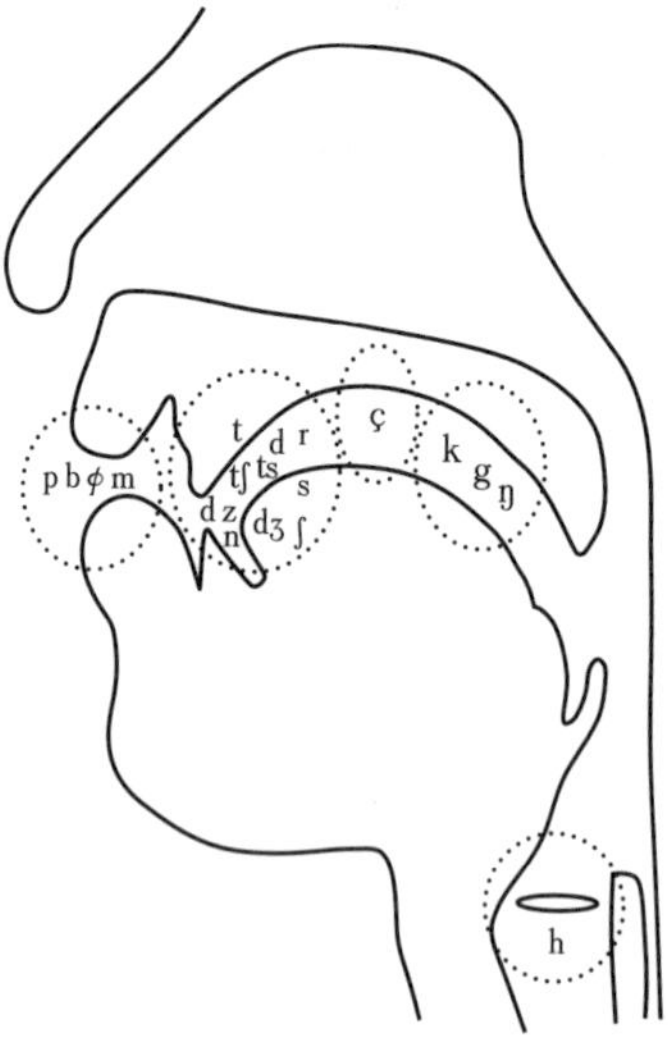

図12　子音の講音点（永渕正昭「言語障害概説」p103　大修館書店．1985年より引用）

によって変えられ様々の言語音が作られる。声道の形を調整することを調音または構音という。ヒトは（図12）に示すように様々の子音を作るが、最も進化したボノボ（ピグミーチンパンジー）ですら（表6）のような発声しか出来ない。これは後に述べる中枢制御の進化も勿論だが、ヒトが直立して二足歩行する生活が定着し、頭を垂直に保ち喉頭が下がり、舌や顎・口蓋を自由に操りながら声道を複雑に変化させることが出来るようになったことと関係している。声帯の振動を伴う音を有声音、伴わない音を無声音と呼ぶ。

声帯は喉頭の両側にあり、前面（腹側）の喉ぼとけから後方の披裂軟骨へ連絡している靭帯の襞である。約二センチの長さがあり、背側では約一センチ開かれる。声帯の振動回数は、声帯の厚さ・緊張度・声帯の長さ・声門下圧などの要因により変化す

音声の種類	発音	音程	発声状況
(A)採食に伴う音声	「キー」「ヒー」	高、中音	不特定多数へ
	「クー」「ングー」	中、低音	同
(B)遊びにともなう音声	「ングーゥ」「ンゴ」	低、中音	レスリングなどのとき
(C)子どものぐずり声	「ウウウギー」	低→中音	特定の相手へ
	「ウギー」「ウギャ」	中音	同
(D)叫び声	「ウワー」「ウワオウ」	中音	遠距離間で連絡をとるもの
	「ウーーーーワー」	低→中音	サンセット・コール
	「ウーーーギー」	中→高音	ロスト・コール
(E)吠え声	「ヒャウ」「ギャウ」	中音	中・近距離の連絡
	「ピャウ」「ヒャウ」	高音	警戒音
(F)悲鳴	「キーー」「ギーー」	高音	防御行動に伴う
	「ウーーキイー」	高音	交尾行動に伴う
	「ヒーーー」	高音	誇示行動に伴う

表6　ボノボの音声分類（岡安1990を改変）
（榎本知郎「ボノボ　謎の類人猿に性と愛の進化を探る」p159．丸善ブックス　平成9年より引用）

る。

呼吸運動は胸部の筋肉、横隔膜や腹部の諸筋肉によって制御される。肺は三リットルくらいの空気を含んでいる。普通我々は五秒に一回の割合で呼吸をする。話をする時は、文や句の長さに従って必要に応じて呼吸の率を変えることが出来る。

鼻腔は咽頭より鼻孔まで続く管で約十センチの長さがありここで作られる音に鼻音（/m/, /n/, /ɲ/, /ŋ/）がある。軟口蓋を持ち上げることにより咽頭や口腔から遮断される。声帯振動が声道の音響特性によって変えられる時母音が作られる。声道のある部分が狭められ、狭められた部分を通ってくる空気の流れが乱流となり/s/とか/ʃ/のように聞こえる。これを摩擦音という。舌や唇で声道を遮断し空気の流れを完全に一瞬だけ止め、その後一気に解放する/p/や/t/は破裂音である。

舌は最も柔軟で先端・周囲・中央部は独立に動くことが出来る。口蓋は硬口蓋・軟口蓋・口蓋帆・口蓋垂がある。唇は声道の長さと形の両方に影響を及ぼす。突き出す、左右に伸ばす、完全に閉じるなどが出来る。

発語器官の中枢からの神経支配は（図13）に示す。発声構音プログラムは（図14）のように前頭葉下前頭回弁蓋部で作られ、その指令に従って運動野（ブロードマンの四野）の各領域から末梢器官の諸筋に指令が出され講音がなされる。運動は諸筋からの求心性フィードバック信号により再び脳に還って、視床経由で大脳皮質あるいは皮質下の回路を経て制御される。最も速いフィードバックは四野からの信号が小脳経由で微調整される場合もある。

また、音声は聴覚フィードバックによって聴覚野に達し、それぞれの個人の認知スタイルに応じて自己の発話を認知し制御する。言語音の平均産生速度は毎秒五音節、音素にすると毎秒一二、五音素になる。

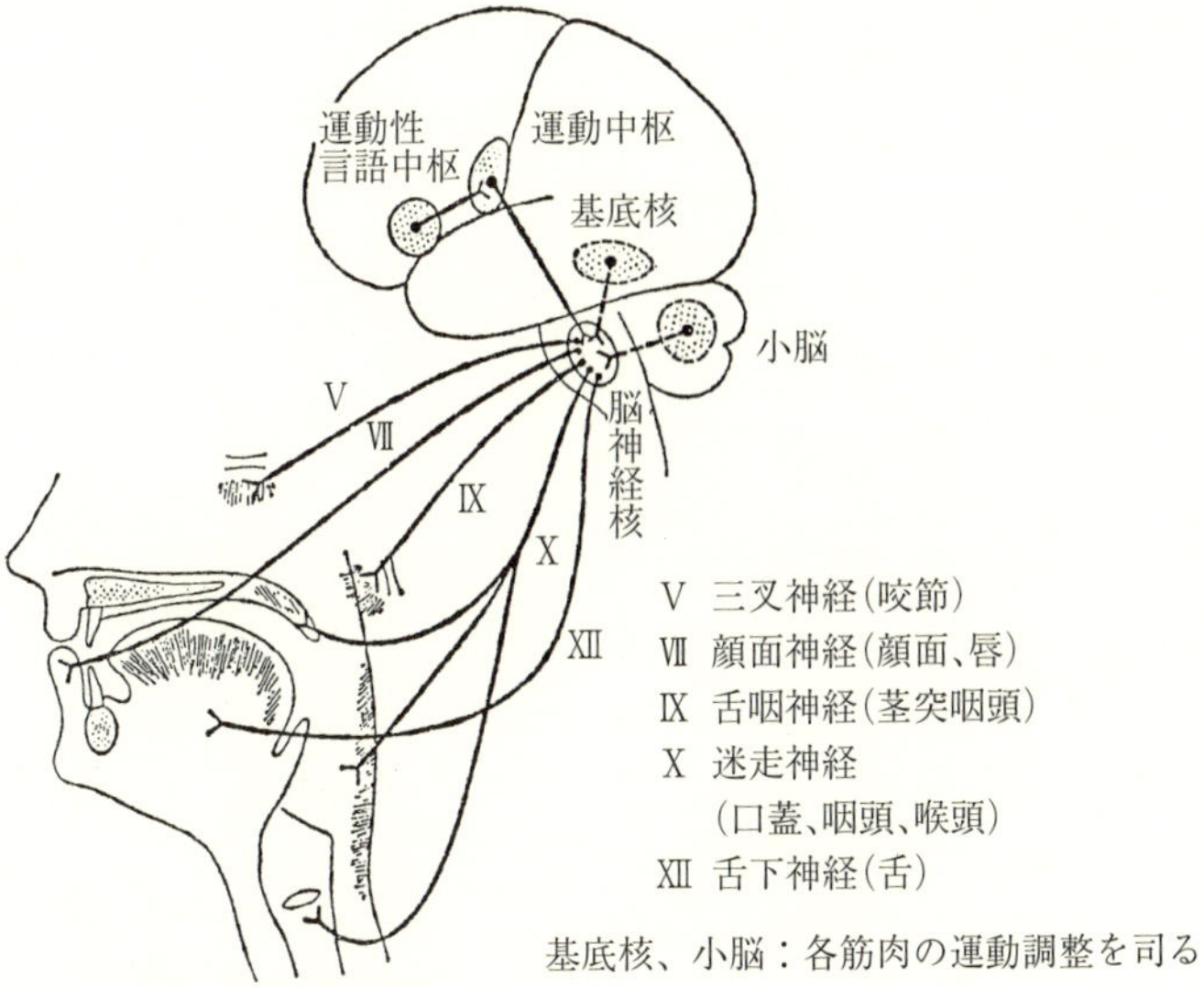

図13　発語器官の神経支配
(永渕正昭：言語障害概説、大修館書店　1985年　p41より)

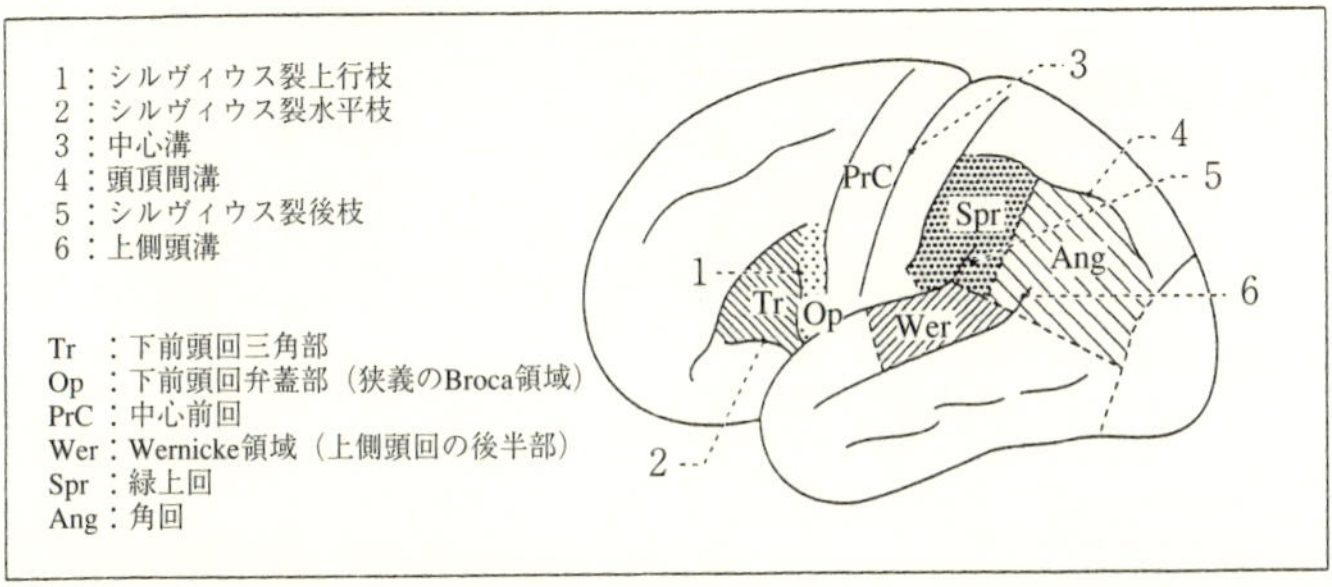

図14　言語に関連する脳領域（相馬芳明「失語」言語聴覚士指定講習会テキスト．p172．1998年　医歯薬出版）

音声の音響特性

音波は空気の粒子（質量と弾性をもつ物質）の振動によって作られる。音声波も呼気が声帯振動によって作られるバズ音（強制振動）が声道を通る時に声道の形態変化によって作られる。その声道の固有振動数（自由振動）に共鳴して、ある周波数が最大の振幅で振動したり、他の周波数が減衰したりしてフォルマント構造を持つようになる。周波数の低い順に第一・第二・第三フォルマントという。日本語母音のフォルマントとして角川・中田は「合成による分析法」によって（表7）のような値を計測した。このような音声の音響特性はサウンドスペクト

母音	話者	第1フォルマント	第2フォルマント	第3フォルマント
ア／a／	1	797Hz	1,348	2,420
	2	796	1,320	2,320
	3	722	1,417	2,700
	4	607	767	2,200
	5	784	1,123	2,960
イ／i／	1	297	2,170	3,300
	2	367	2,173	3,060
	3	247	2,093	2,980
	4	309	2,093	3,000
	5	(		)
ウ／u／	1	366	2,070	3,080
	2	328	1,560	2,180
	3	332	1,218	2,120
	4	338	973	2,200
	5	354	1,540	2,260
エ／e／	1	492	2,053	2,900
	2	612	1,766	2,320
	3	421	1,853	2,620
	4	451	1,891	2,340
	5	505	1,754	2,500
オ／o／	1	479	696	3,080
	2	502	807	2,200
	3	477	1,352	2,680
	4	367	633	1,960
	5	468	673	3,060

表7　A−b−S法（合成による分析法）による日本語5母音のフォルマント
成人男性5名による単母音、母音部中央、定常部の分析。（　）はデータのないもの（大泉充郎監修　藤村靖編著「音声科学」東京大学出版会p218. 1972年より改変）

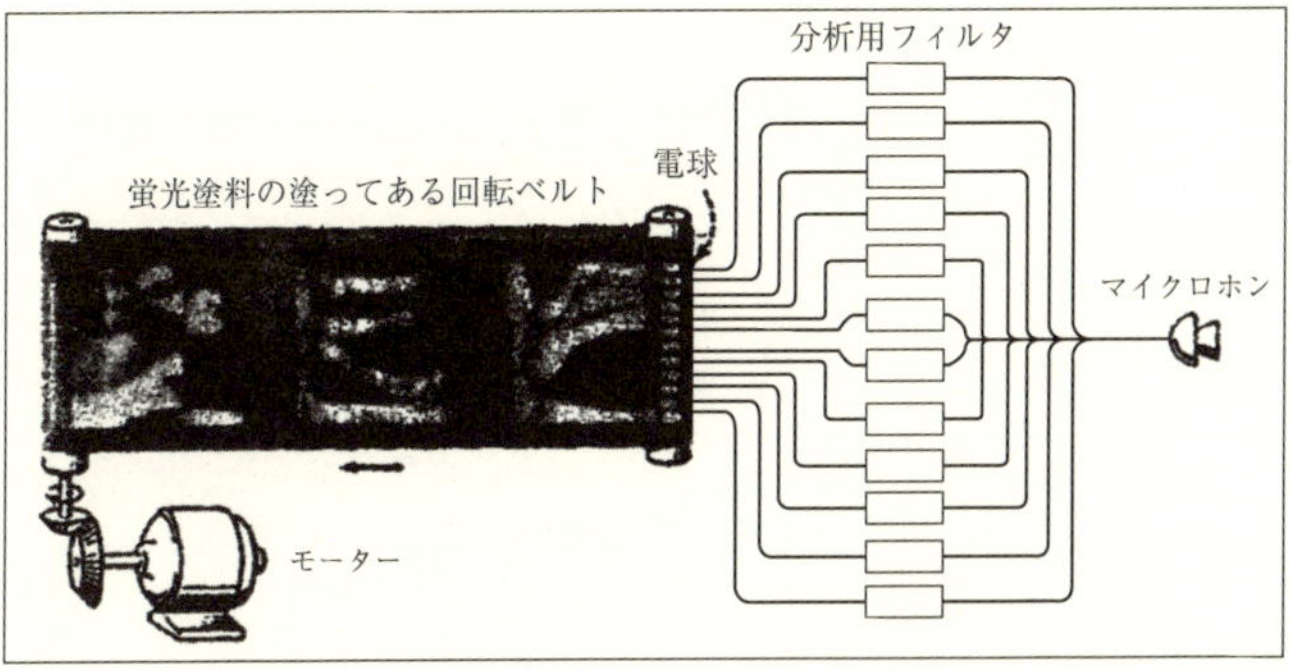

図15　サウンドスペクトログラフ
（デニシュ／ピンソン著「話しことばの科学」p135．東京大学出版会 1966年より）

ログラムによっても見ることができる。これは、音声波スペクトルが瞬間的にどのように変化するかを見るために考案された機器・サウンドスペクトログラフ（図15）によって計測し表示される。（図16）は英語の発話のサウンドスペクトログラムを示す。

言語音の強さは会話の経過でかなり変化する。最も強い音と最も弱い音との間には七百対一の開きがある。母音はだいたい強く発音されるがその中でさえ開きがあり、最も強い母音（英語の aw〔ɔ〕、日本語〔ア〕）は最も弱い母音（英語の ee〔i〕、日本語の〔イ〕）の三倍強く発音している。普通の会話の平均の強さは話し手から一メートル離れたところで約65デシベル（最小可聴値を一平方センチメートル当たり10

のマイナス16乗ワットとする。（図17）の強さであるがここにも若干開きがあり、45デシベルから85デシベルまでの幅があると言われる。囁き声では10デシベルから20デシベルの強さと言われている。長い発話の間の休止は人によって異なり話し手の性格との関係など心理学の研究テーマにもなるという人もいる。心理療法のフォーカシングはこのような発話の休止に着目して発展した技法であった。

発話受聴のプロセス

話されたことばを私たちは耳で聞いて理解する。一般に人が音をどのように受容するかをまとめる。外耳道から

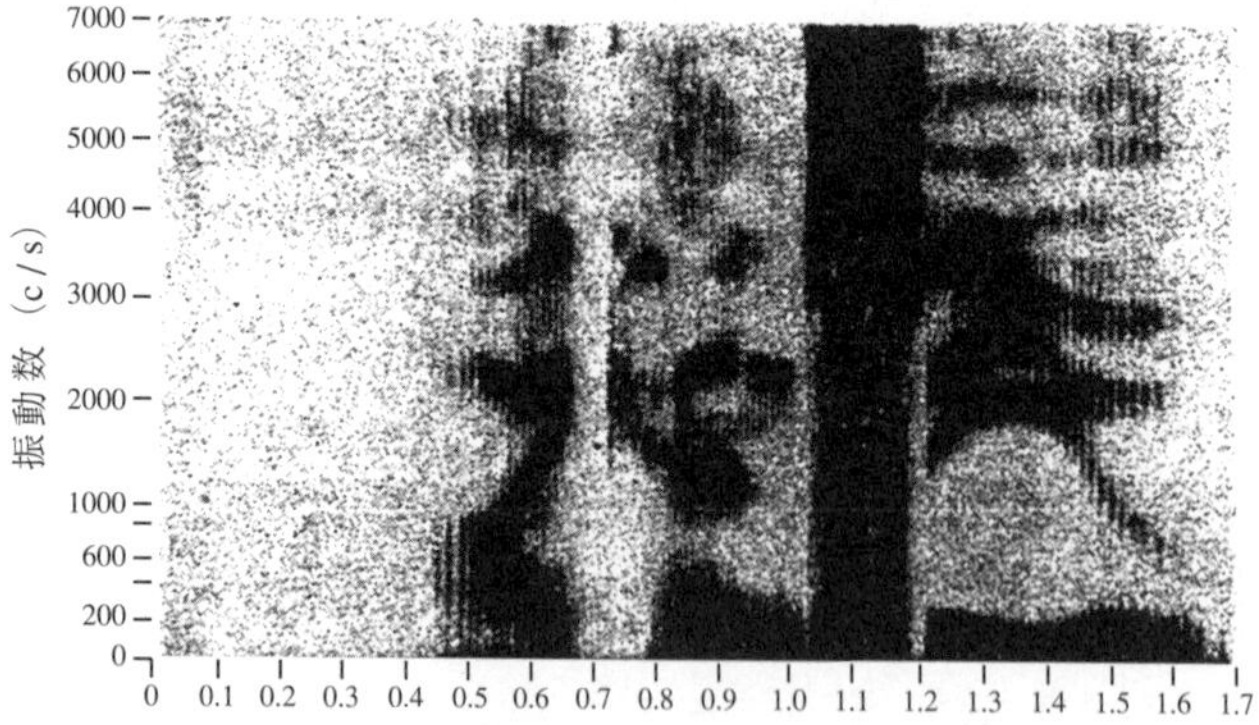

図16　典型的な話声のスペクトログラム（“I can see you”）
（デニッシュ／ピンソン著「話しことばの科学」p135．東京大学出版会　1966年より）

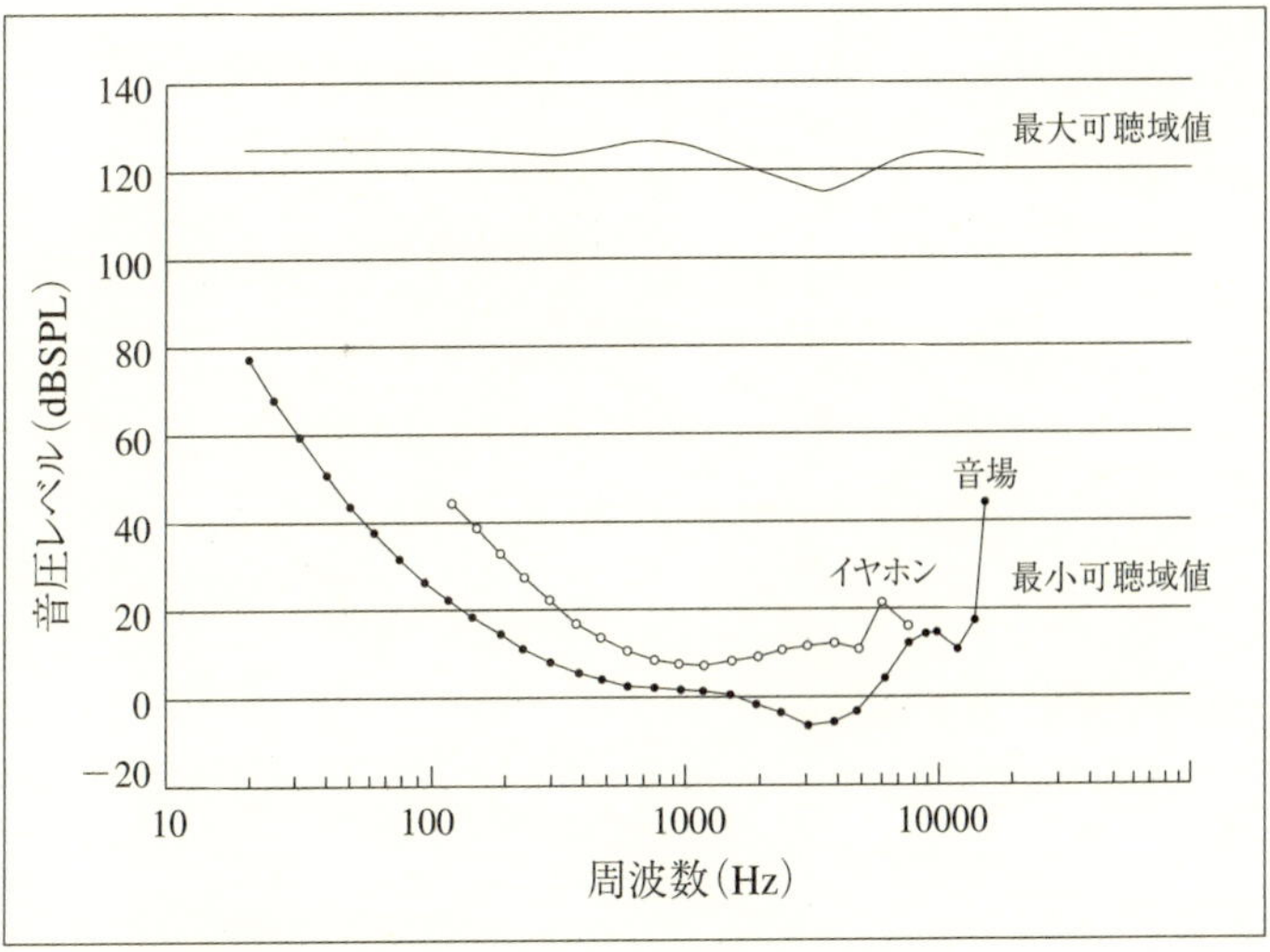

図17　可聴範囲

（言語聴覚士指定講習会テキスト　松平登志正「聴覚心理学」医歯薬出版　p148．1998年）

入ってきた空気の振動を、外耳道の終末である鼓膜が受けとめ振動しその振動が耳小骨（つち骨・きぬた骨・あぶみ骨）に伝達される（図18）。あぶみ骨は蝸牛の前庭窓にはまりこんでいて振動を内耳の液体（リンパ）に伝える。内耳には蝸牛と三つの半規管がある。聴覚には蝸牛が重要な役割を果たしている（図19）。蝸牛は細い管腔が二と四分の三回転してカタツムリの殻のような形になっている。これを引き伸ばした縦断図が（図20a）であり、横断図は（図20b）である。あぶみ骨の振動が外リ

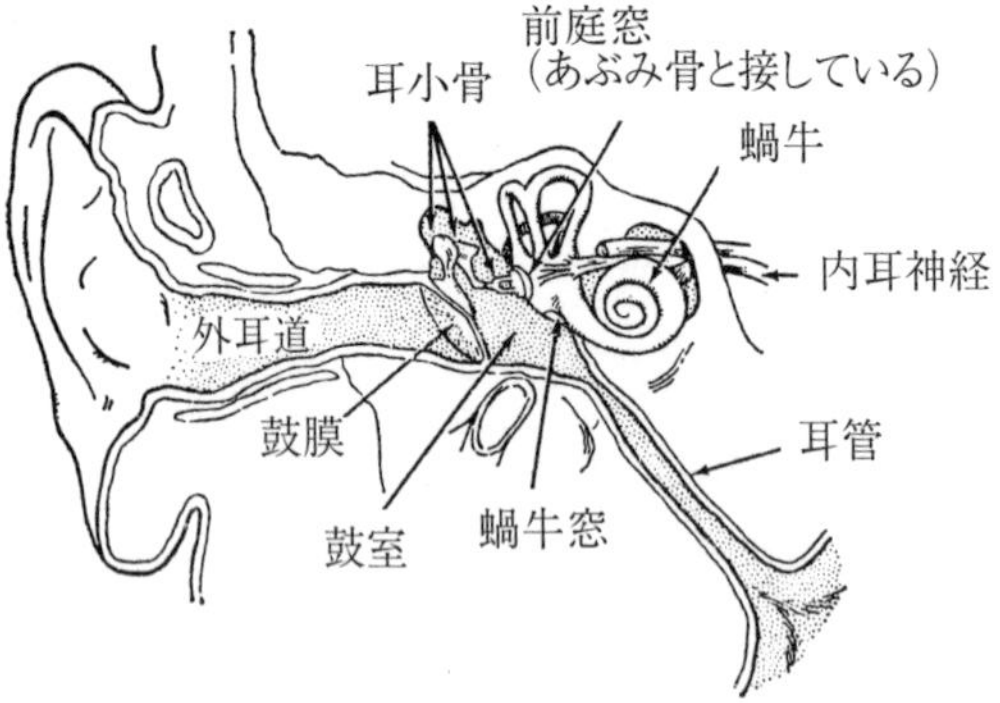

図18　耳の解剖図
（デニシュとピンソン「話しことばの科学」切替一郎他訳　東京大学出版会　1966年　p73）

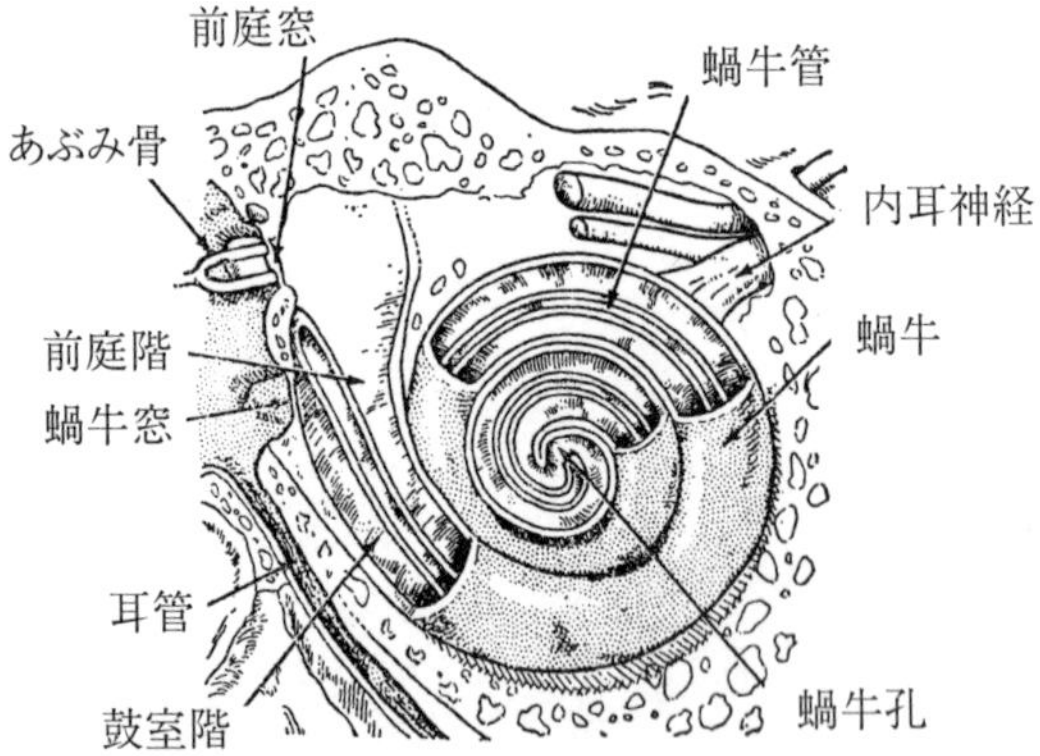

図19　蝸牛
（デニシュ／ピンソン「話しことばの科学」神山・戸塚共訳　東京大学出版会　1966年　p78より）

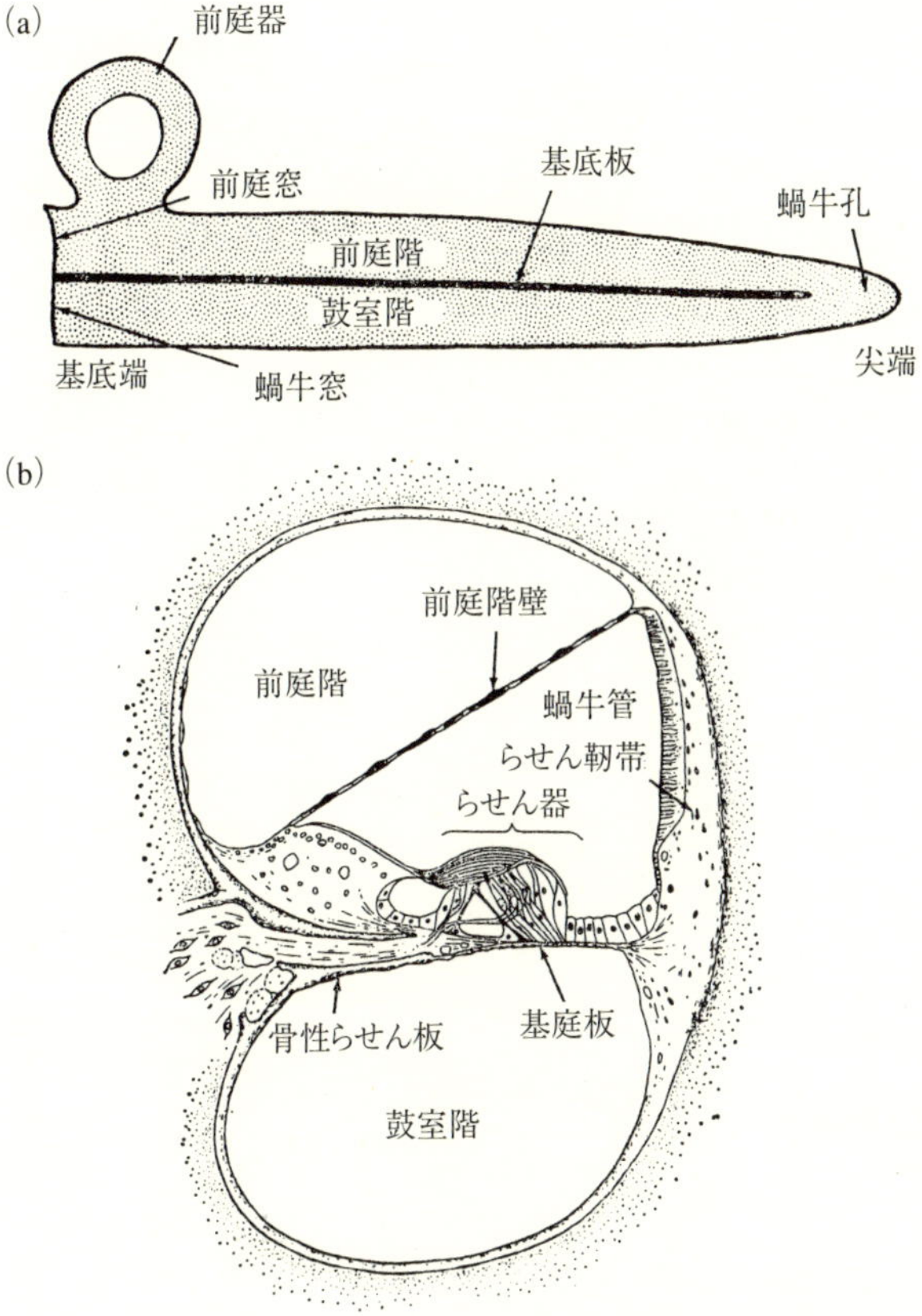

図20　(a) ひきのばした蝸牛の縦断図　(b) 蝸牛の横断図
(デニッシュとピンソン「話しことばの科学」神山・戸塚共訳　東京大学出版会、1966年　p79より)

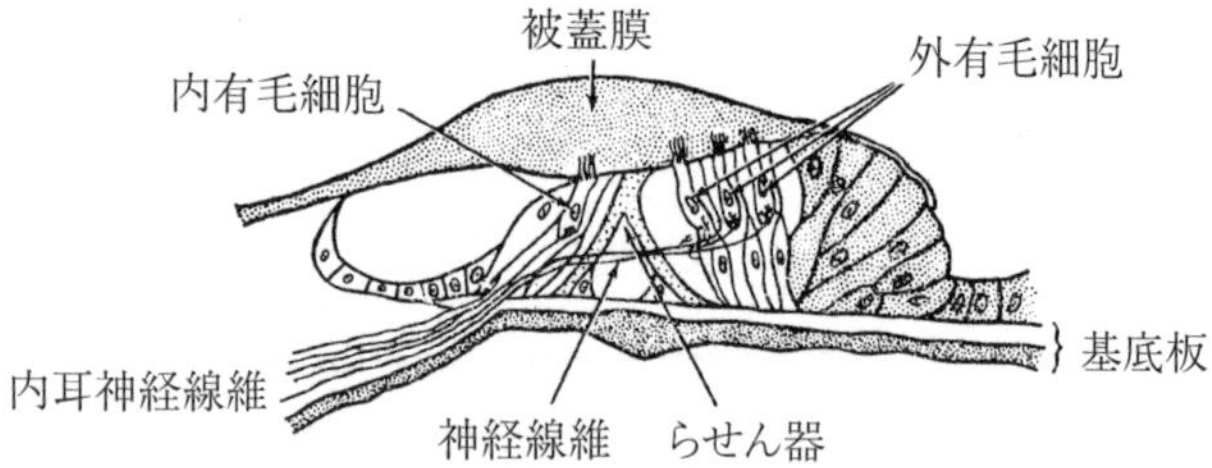

図21　らせん器の拡大図
（デニッシュ／ピンソン著「話しことばの科学」神山・戸塚訳　東京大学出版会　p83．1966年）

ンパ液に伝わり蝸牛の基底板が振動すると、らせん器（図21）の有毛細胞が刺激を受け、音の振動を神経信号に変換し聴神経（図22）を経て中枢へ伝えられる。

聴神経ニューロンは聴覚伝道路で音をそれぞれの周波数帯に分解し場所的符号として脳に送る（図23）。音の時間的プロフィールを空間的プロフィールに復原する。大脳皮質の聴覚野では高度に分解された部位的局在が投影される。そして聴覚連合野とくに言語の場合はウェルニッケ野では、それらが再び複合され言語音として認知される。

発話理解のプロセス

ここでは再び言語学的プロセスが問題となる。相手の発話を言語音として認知し、語や文の意味を理解するプロセスである。認知とは感覚を通して入力された外界情報が、何らかの処理を経ながら意識水準にまで

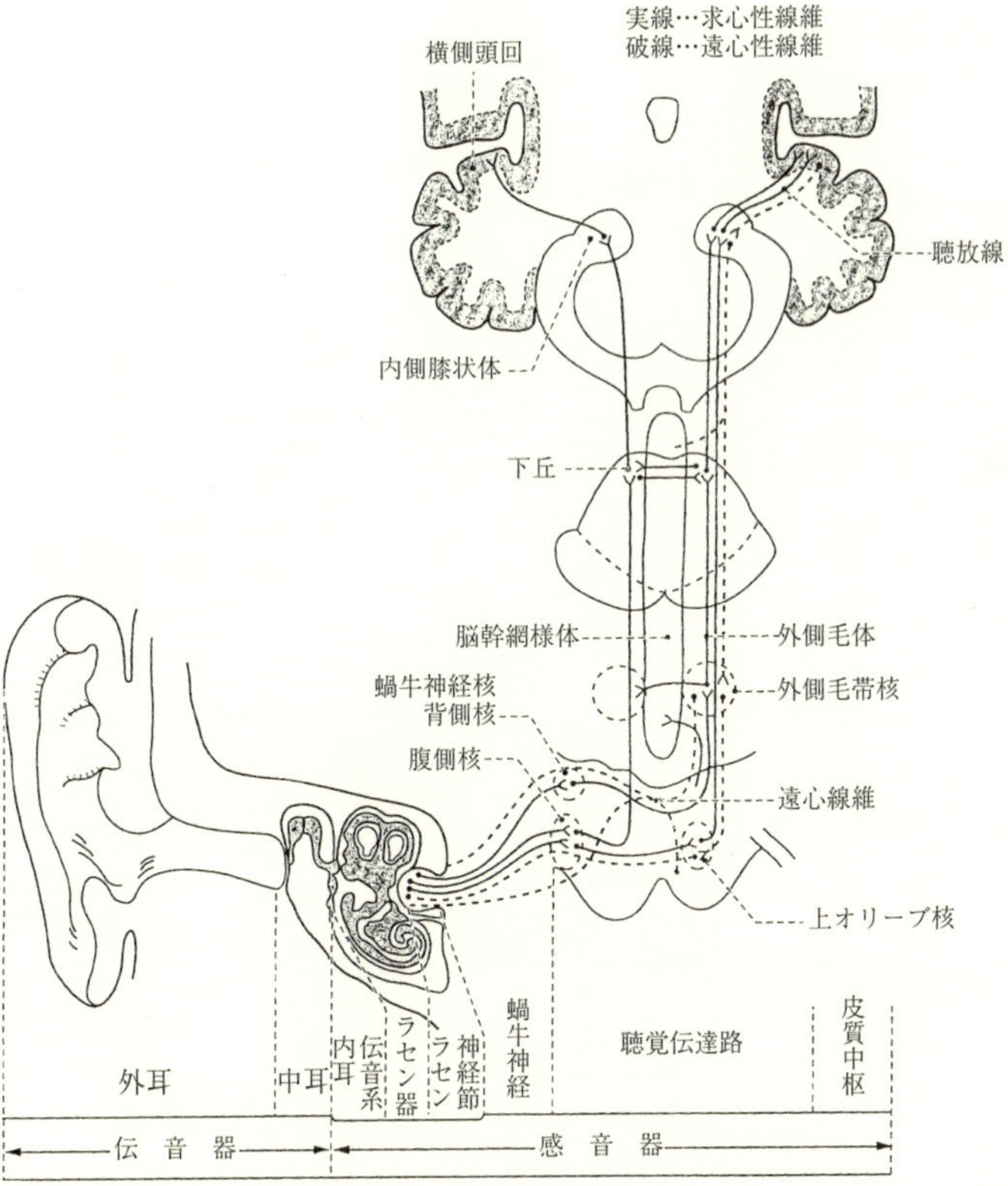

図22　聴覚器官、聴覚情報の伝達経路と聴覚中枢
（言語聴覚士指定講習会テキスト　水野正浩「聴覚系の構造・機能・病態」p98．1998年より引用）

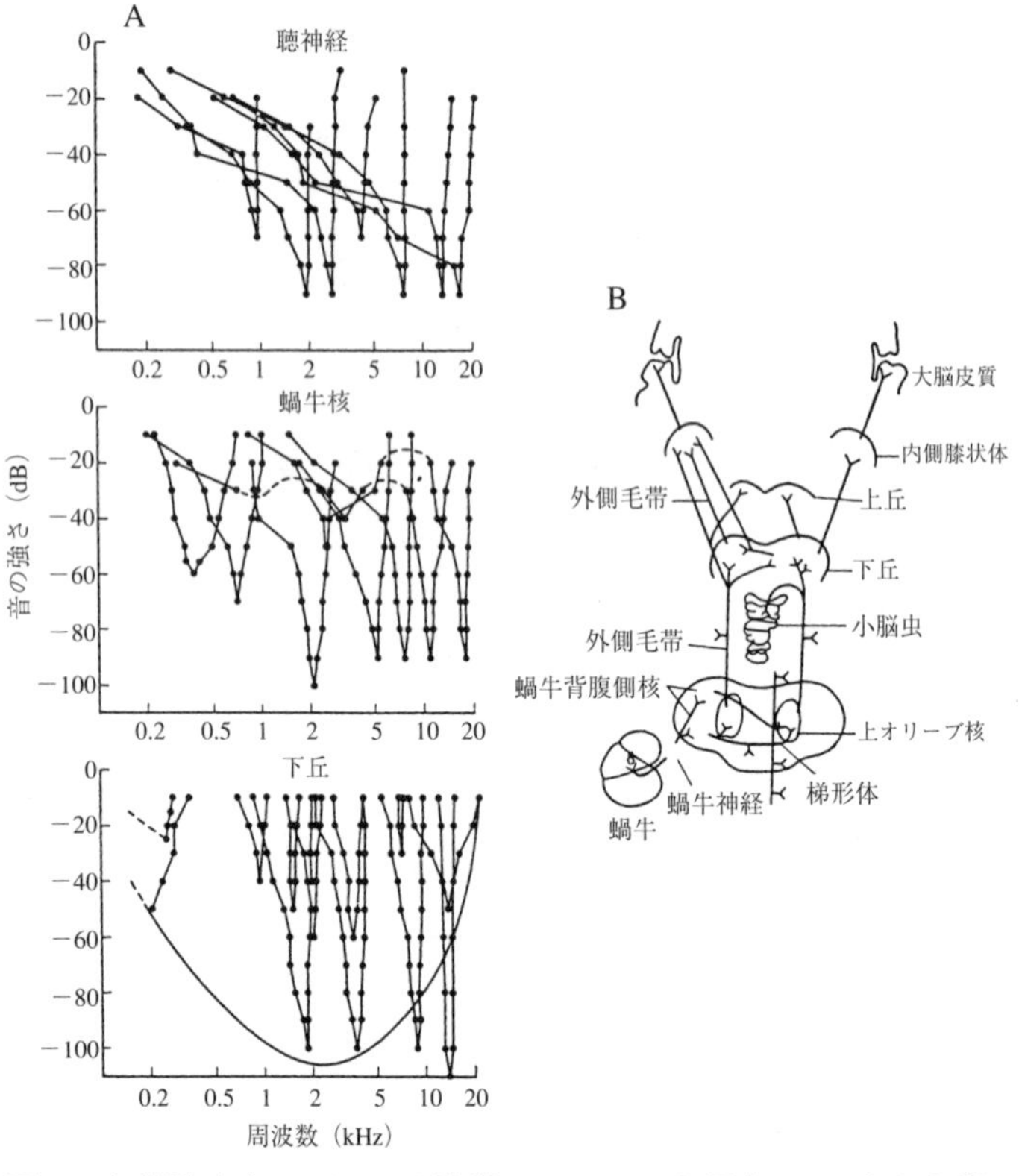

図23　伝導路の各レベルでの聴覚ニューロンの反応　A．上から第一次、第二次、第三次ニューロンの応答野（周波数—閾値曲線）（勝木ら、1958）**B．聴覚伝導路**（時実利彦編「脳と神経系」p192．岩波書店　1976年より）

上がった結果の意識的体験のことである。認知的情報処理は外界からの入力に最も高次の処理を行ったものであり、記憶・判断・推理などの心的作用を含んでいる。語音の認知などの聴覚情報処理には聴覚情報一時保存系（エコイック・メモリー）がまず働く。次に選択的注意によって必要な情報を取り込むために注意は断片的・焦点的に切り替わり単語・文の認知ではトップダウン型情報処理（概念推進型情報処理）が行われる。これは単に音信号検出課題と比べて格段に複雑な心的過程で、注意の配分の影響を受けやすい。その意味で発話の認知は注意依存型情報処理を行っている。同時に発話の認知には長期記憶として語彙・概念・文法が保存され、それらとの照合がなされていく。

「概念」とは、事物の本質的特徴（徴表）をとらえる思考形式である。例えば『金属』という概念がある。これは「固体・不透明・光沢・展性・熱や電気の良導体・酸素・塩素・硫などとの化学的親和性」を本質的徴表とする化学元素を指す。これらの徴表の総括を金属という概念の『内包』という。『内包』は銅・鉄・金・銀など個々の金属の『事例』から共通の特徴を取り出したもの（『抽象』）であり、それ以外の性質は度外視（『捨象』）されている。すべての金属の事例を全部含めたものを金属という概念の『外延』という（栗田・古在　一九九六）。概念は言語とともに発生したもので言語によって表されるという哲学的な考え方と、概念の存在は必ずしも言語的定義によらないとする心理学的考え方がある。発話理解のプロセスには注意・記憶などの心的プロセスが深く関与していることがわかった。このことは、後にふれる言語発達における注意・記憶の重要性と関連する。また学習・認知における外部入力の重要性という意味で環境（対人関係・言語環境）の重要性とも関連している。

文献

ディーコン著　金子隆芳訳　一九九九　ヒトはいかにして人となったか　言語と脳の共進化　新曜社

田中春美、家村睦夫、五十嵐康男、倉又浩一、中村完、樋口時弘　一九八七　言語学入門　大修館書店

長谷川町子　一九九九　いじわるばあさん3　朝日新聞社

高田洋一郎　一九七〇　文法と情報処理　講座心理学8「思考と言語」東京大学出版会

大野晋　二〇〇三　日本語をさかのぼる　岩波新書C92　岩波書店

新英和大辞典　第六版　二〇〇二

福島智　二〇〇三　バリアフリー「酸欠の心」に風送ろう　朝日新聞コラム二〇〇三年三月

デニッシュ PB. & ピンソン EN. 著　切替一郎・藤村靖監修　神山五郎・戸塚元吉共訳　一九六六　話しことばの科学　その物理学と生物学　東京大学出版会

小野武年　一九九六　生物学的意味の価値評価と認知　岩波講座認知科学6「情動」岩波書店

伊藤正男　一九九八　脳のメカニズム　頭はどうはたらくか　岩波ジュニア新書115　岩波書店

久保田正人　一九九八　言語学「言語聴覚士指定講習会テキスト」医歯薬出版

藤友雄輝　一九八七　幼児の語彙「子どもの言語心理」2　幼児のことば　福沢周亮編　大日本図書

Osgood, CB., Suci, GJ & Tannenbaum, PH. 1957 The Measurement of Meaning. Univ. of Illinois Press

鈴木情一　一九八七　幼児の文法能力「子どもの言語心理」2　幼児のことば　福沢周亮編　大日本図書

永渕正昭　一九八五　言語障害概説　大修館書店
榎本知郎　一九九七　ボノボ　謎の類人猿に性と愛の進化を探る　丸善
酒田英夫　一九七六　第4章　I感覚系の機能「脳と神経系」時実利彦　岩波書店
栗田賢三・古在由重編　一九九六　岩波哲学小辞典　岩波書店

第二章

言語発達障害カウンセリング

1　子どもの発達と言語の獲得

人間の発達について近年、生涯発達の視点が重視されている。それは人が受精から死に至るまでの諸相を丁寧に見つめていこうという考え方である。本章ではその中でも、子どもの言語発達を中心に考えていく。胎生期から思春期青年期までの発達の諸相を概観する。

胎児期は「胚期」・「胚芽期」・「胎児期」の三つの時期に分けられる。「胚期」は受精卵が後の胎児となる胚盤と胎児と母体をつなぐ胎盤に分かれ、胚盤が外胚葉と内胚葉の二層から中胚葉が形成される時期までをいう。「胚芽期」は主要な臓器や組織の原型が作られる時期で感染・薬物・放射線・環境ホルモンなどの影響を最も受け易い（図24）（表8）。胎児は子宮内で臍帯を通じて胎盤とつながり、呼吸・栄養・排泄がなされる。有機溶液や各種免疫体も容易に胎児に移行する。胎児性水俣病はこうして胎盤を通して発症したと考えられる。ニコチンも通過してしまうので血管収縮による低体重児、流産、死産などとも関連が指摘されている。胎児を包む膜を羊膜というが、胎児と羊膜の間に羊水がある。羊水ははじめは羊膜上皮の分泌物であるが、これに母子

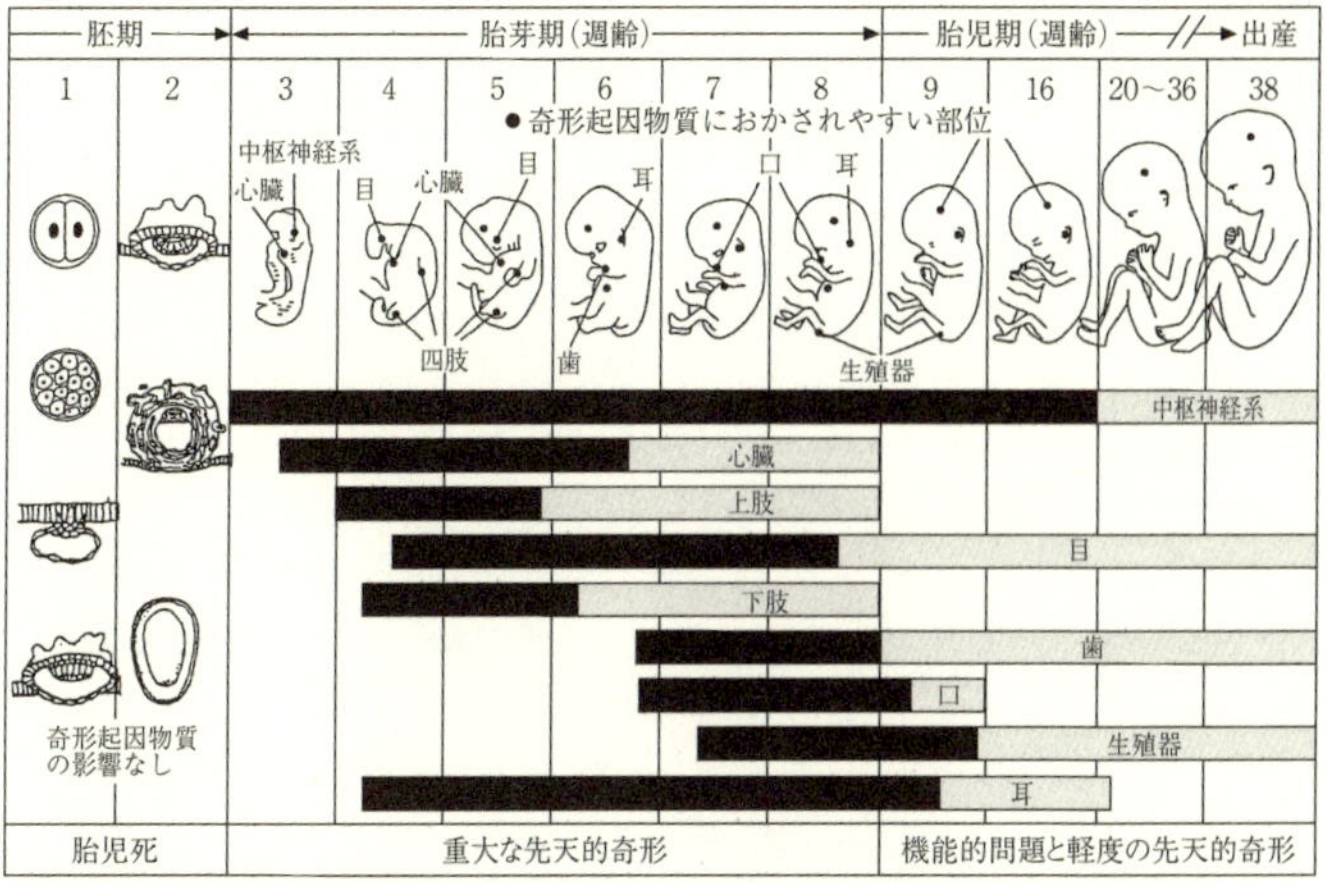

図24　胎児の発達の様相と危機（川上、2000より引用）
柏木恵子・藤永保監修「社会・情動発達とその支援」ミネルヴァ書房　2002より引用

の血管からの浸透液が加わる。羊水は妊娠末期で千mlだが、羊水が少なすぎても多すぎても具合が悪い。胎児の感覚発達として、「視覚」については胎児期中期に光を当てると胎児が手で目を覆うという報告がある。「聴覚」については音刺激への反応を胎動と胎児の心拍数を指標として研究がなされた。三十週で聴覚機能が明確に働いていることが明らかになった。「嗅覚」については羊水の匂いを胎児は感じているのではないかという報告がある。

新生児期は生後四週間をいう。母体を離れ独立した個体として、呼吸・循環・消化・体温調節などの諸

原　因	脳神経	眼　球	心	耳	四　肢	口　腔	消化器	皮　膚	泌尿性器
風疹	小頭症	* 白内障 緑内障 小眼球	* 動脈管開存、心室中隔欠損症、肺動脈狭窄症	* 聾	骨変性	兎唇 口蓋裂	肝脾腫	出血斑	
		* 脈絡膜炎					肝腫		
トキソプラズマ	* 小頭症	角膜混濁							
	水頭症	脈絡膜炎							
	石灰化	小眼球							
サイトメガロウイルス	* 同上	同上	心筋炎				肝腫		
サリドマイド	眼球運動障害、顔面神経麻痺	虹彩、網膜の一部欠損、	ファロー四徴症、心室中隔欠損症。	* 小耳介 無耳介	*上下肢軸状欠損、あざらし、橈側欠指、多趾	口蓋裂（稀）	腸管閉塞、胆嚢減形成	顔面血管腫	水腎症
	ワニの涙	小眼球	肺動脈狭窄症、大動脈狭窄症						
放射線	小頭症 精神遅滞	白内障 視神経萎縮		小耳介	骨欠損 骨腫	口蓋裂		色素沈着、 脱失	重複腎盂
抗癌剤	* 小頭症 無脳 脊椎破裂	小眼球 角膜混濁		小耳介		口蓋裂			
性ホルモン									陰核肥大 陰唇癒合 尿道下裂 停留睾丸
有機水銀	小頭症 四肢麻痺								

* 頻度の高いもの

表８　胎生期の異常による奇形

（川上清文：胎生期から新生児期にみられる情動と関係の発達と障害より）柏木恵子・藤永保監修「社会・情動発達とその支援」ミネルヴァ書房　2002年

機能を営む。一日の七〇％～八〇％は眠っていて一、二時間泣く。バビンスキー・モロー反射などの新生児反射が見られる。注視や追視がはっきりとみられる。母親の話しかけに手足や顔の表情を同調させるエントレインメントもみられるようになる。

ウィニコットは零歳台の母子関係の重要性を強調する。はじめ母親は赤ん坊に没頭し、赤ん坊は母親に絶対的に依存して生活する。数ヶ月経つと、母親は次第に自分の生活を取り戻しほどよい母となる。この頃から、赤ん坊は自分の欲動が常に満たされることがないことに気づきはじめ、自分とは別の存在としての母への思いやりの心がめばえる。これが相対的依存関係である。三～四歳台に入り父親の存在が大きくなり、幼児は両親と自分の三者関係に入っていく。このころが対象関係成立の時期であり、思いやりの感情をもてるようになった子どもは罪悪感の感情を持てるようになる。

乳児期（一ヶ月から二歳頃）は反射から統制された行動へと転換していく時期である。前半は感覚器官の機能の発達が著しく、後半は知能の発達が著しい。離乳・歩行・言語の使用・睡眠と覚醒の二相性がすすむ。愛着行動の形成、情緒の分化がすすむ。

幼児期（二歳から六歳頃）は、情緒がさらに分化し言語が目覚しい発達をとげる。

しかし、思考は自己中心的である。三〜四歳は第一反抗期として身体的自己を主張する。乳児期に親との間に愛着や信頼感を得た幼児は親のしつけを受け入れ自我の抑制が芽生える。比較的生活習慣（身辺自立）を形成しやすい時期でもある。

児童期（前期六歳から八歳・中期八歳から十歳・後期十歳から十二歳）

前期は幼児期の延長、中期は身体の充実・運動能力の発達・知能の発達・自我と社会性の発達が見られる。

ギャングエイジは仲間意識が強まり、親や教師に反抗したり仲間同士の秘密を守る。

後期は思考の発達が進み、大人になる上で必要とされる考え方や行動様式の獲得・知識技能の獲得がすすむ。達成できると有能感を持つことが出来る。

思春期青年期（前期中学生・中期高校生・後期大学生）

第二次性徴が見られ、心理的離乳が始まる。第二反抗期に入り、自我同一性の探索がスタートする。子どもでもなく、大人でもない周辺人で心理社会的にはモラトリアムである。

2　乳幼児期の脳の発達

言語の発達に不可欠な脳の発達について概観する。

発達とは、受精から死までの高次の適応に向かう不可逆的かつ連続的変化の過程であると心理学では定義している。子どもは、親から受け継いだ遺伝子に、環境からの種々の影響を受けながら成長していく。

身体各部（骨格・筋肉系、神経系、リンパ系、生殖系）の成長のパターンに違いがあることをスキャモンは見つけ、（図25）のような発達曲線を描いた。二十歳を百パーセントと

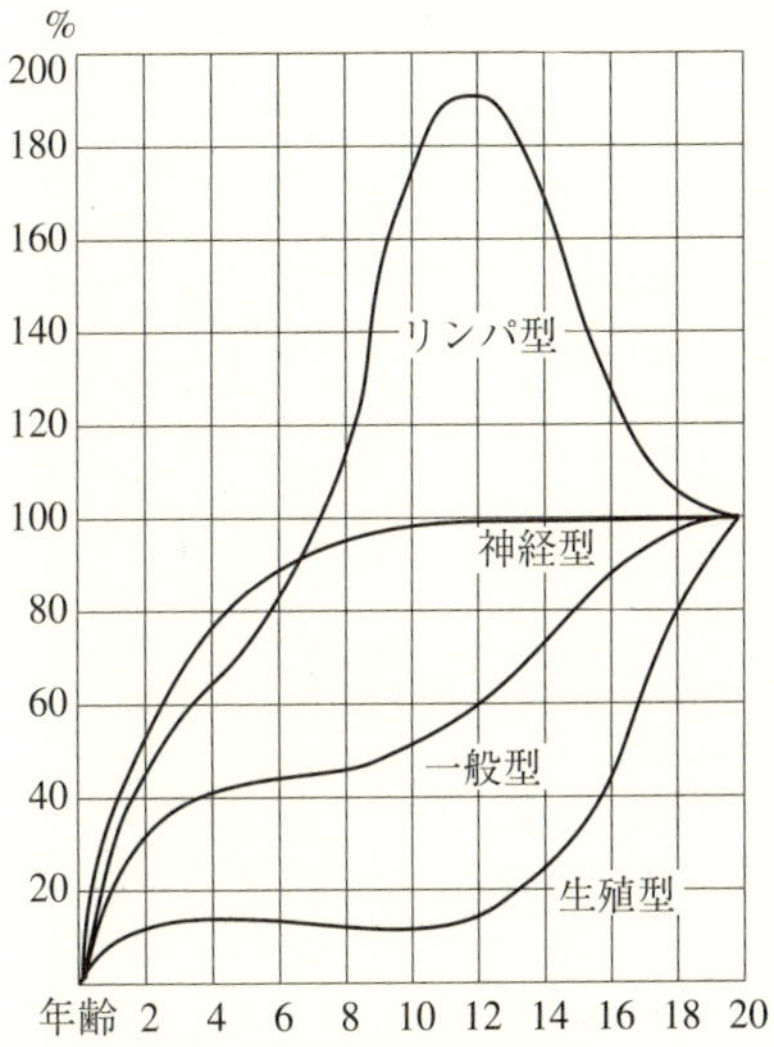

図25　スキャモンの発達曲線
（Scammon, 1930）
（杉原一昭・新井邦二郎・大川一郎・藤生英行・濱口佳和・笠井仁著「よくわかる発達と学習」福村出版 2000年，p12より）

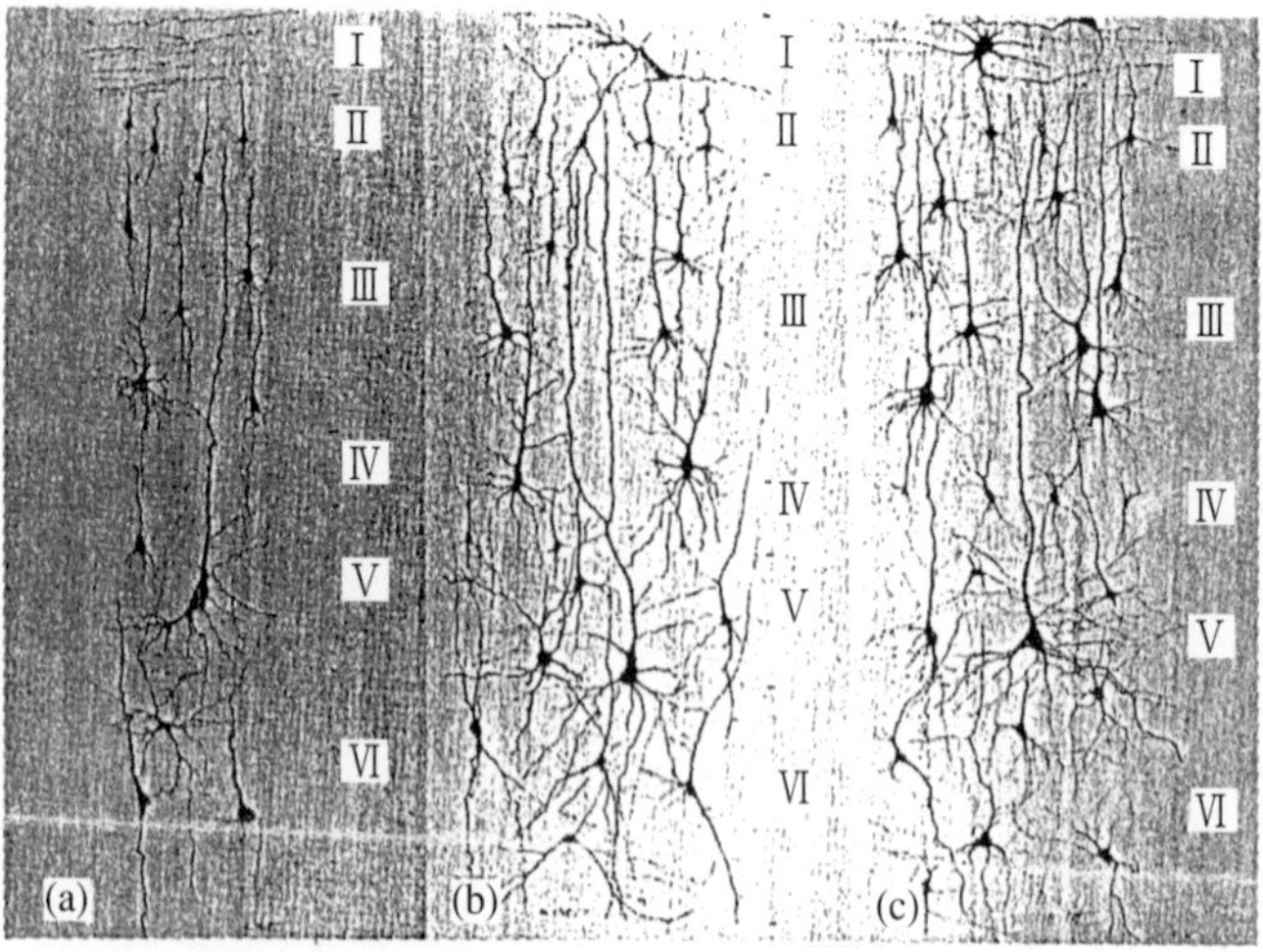

図26　大脳皮質ブロカ領周辺の出生後の発達. (a)新生児　(b)1ヶ月　(c)3ヶ月（ゴルジ・コックス標本からの転写図. Conel, 1939-1959より　レネバーグ「言語の生物学的基礎」大修館書店、1974. p174より）

した場合のそれぞれの系の、年齢による発達の状況が比較できる。長い進化の過程で、人類を絶やさないために、また個人の精神身体機能を安定して維持していくために、身体の仕組みが巧妙に働いていることがわかる。特に、神経系の発達は乳幼児期に急激な速さで進んでいくことがわかる。二歳を少し過ぎる頃に成人の六〇%、四歳で八〇%、六歳でほぼ九〇%にまで達する。感覚・運動・認知・ことば等の高次機能はもとより、睡眠や覚醒、自律系の機能も脳の働きである。出生後出来るだ

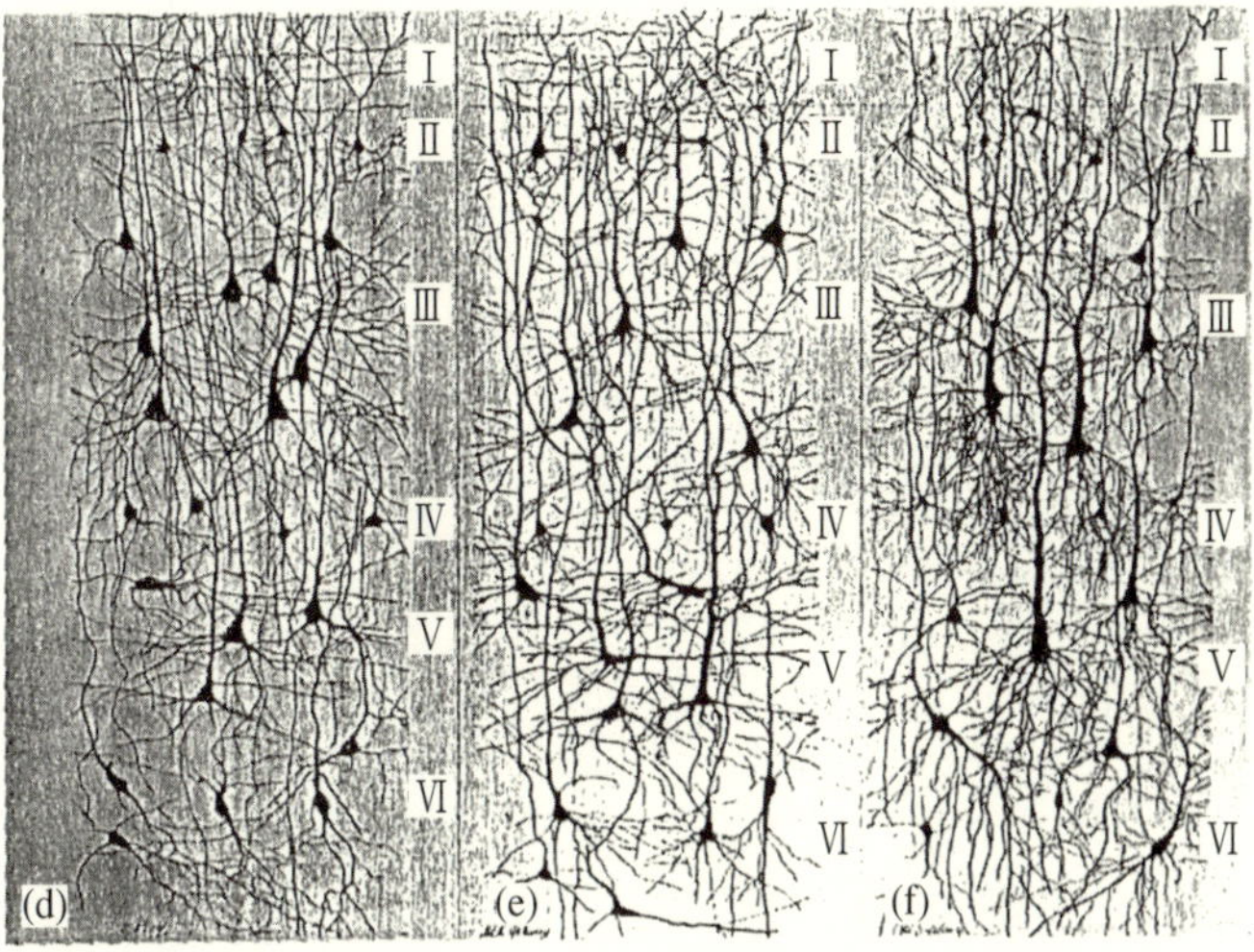

図27　大脳皮質ブロカ領周辺の出生後の発達　**(d)6ヶ月**　**(e)15ヶ月**　**(f)24ヶ月**（ゴルジ・コックス標本からの転写図．Conel, 1939-1959より　レネバーグ「言語の生物学的基礎」大修館書店、1974. p175より）

け早い時期に、必要最低限の発達の状況に到達している必要があるのだろう。

米国の言語心理学者のレネバーグ（Lenneberg, E. H.）（一九七四）は、人間の体重・脳重とチンパンジーのそれとを比較した。人間に非常に近い動物と言われるチンパンジーだが、脳の可逆性という点で、人間の脳はチンパンジーとは比べものにならない。脳の発達ということについて、レネバーグは、コーネル（Conel）の転写図を示して説明している。（図26）と（図

27）は、運動言語中枢といわれるブローカ領周辺の脳の発達を、新生児期・一ヶ月期・三ヵ月期・六ヶ月期・十五ヶ月期・二十四ヶ月期の標本の顕微鏡切片から作られた転写器によるトレーシングで示している。脳の発達とは、ニューロン間のネットワークが形成されていくことがよくわかる。おそらく、脳のいろいろな部位でも同様なネットワークが形成されていくのであろう。

これらのニューロン間ネットワークの形成に、環境が重要な役割を果たしていることは言うまでもない。ヒューベル（Hubel, D. H.）とウィーゼル（Wiesel, T. N.）、ブレイクモア（Blakemore, e.）の動物実験は、視覚の神経回路の正常な発達には外界からの適切な刺激が必要であることを明らかにした。

人間の視覚についても同様で、視覚回路形成の敏感期といわれる三ヶ月から二歳頃までの時期に、一週間以上眼帯などをかけて片眼を覆うと弱視になると報告されている（塚原、一九八七）。ことばは、感覚・認知・運動等の多くの領域が関与した能力である。子どもの生来の特徴と環境の相互作用の結果、さまざまな発達のパターン（障害のパターン）が生じるわけである。

3　乳幼児期のことばの発達

健常な子どものことばの発達は、次のような段階を経てすすむ。

叫声期

安全で快適な子宮から外界に生まれた子どもは、呼吸・体温調節・摂食排泄等を自力で行い独立した個体として生きていくことになる。出生まもない時期の叫声は、呼吸にともなって生じる無条件反射であるが、次第に情動や欲求の性質や強さに対応した意味的叫声となる。生後二ヶ月頃より叫声は減り、非叫声的発声（喃語）が増加する。

喃語期

二ヶ月を過ぎる頃より、手足の運動といっしょに喃語がはじまる。喃語は言語音産生への移行を示す。三～四ヶ月になると喃語は増え、発声される音の種類も増え、声の質や高さに変化が見られる。五～六ヶ月には喃語はさらに活発になり、複雑になる（表9）。喃語の形成には、母親の情動的対応と音声的刺激が重要である。健常な子どもを初めて出産した母親の情動調律行動をひき出すのは、五～六ヶ月までは子どもの発声が大きな割合を占めるという報告もある（青木・馬場・古川、一九九六）。

模倣期

六ヶ月を過ぎると、移動運動も手の運動も著しく発達する。子どもは、母親や家族・保母等が発声する音に、自分の発声を近づけようと無意識のうちに試みていく。

月齢 / 子音	0～1	2～3	4～5	6～7	8～9	10～11
[gː]	100	80.0	24.7	2.3		1.6
[bb⋯]		12.0	37.5	18.5	7.3	0.7
[b][p]			3.2	41.1	36.5	7.2
[r]		8.0		1.3		6.6
[ŋ]			10.8	4.0	5.3	
[m]			2.2	12.5	39.3	22.0
[n]			2.2		2.9	15.5
[tʃ]			10.8	10.0	6.3	18.8
[dz]			7.5	6.6	1.9	2.3
[t]				0.7		1.3
[d]			1.1			3.6
[k] [g]					0.5	20.4

表 9　一人の子どもの乳児期における子音の発現率（%）（村井、1961）
（村井潤一　1961　乳幼児初期の音声発達・哲学研究（京大）. 41. p270～292）

言語期

十ヶ月頃には、ことばを理解する力が育ってくる。一歳前後になると、一音節を繰り返す語（/mama/, /baba/）を言うようになる。一歳半頃まで、語いの増加は著しくな

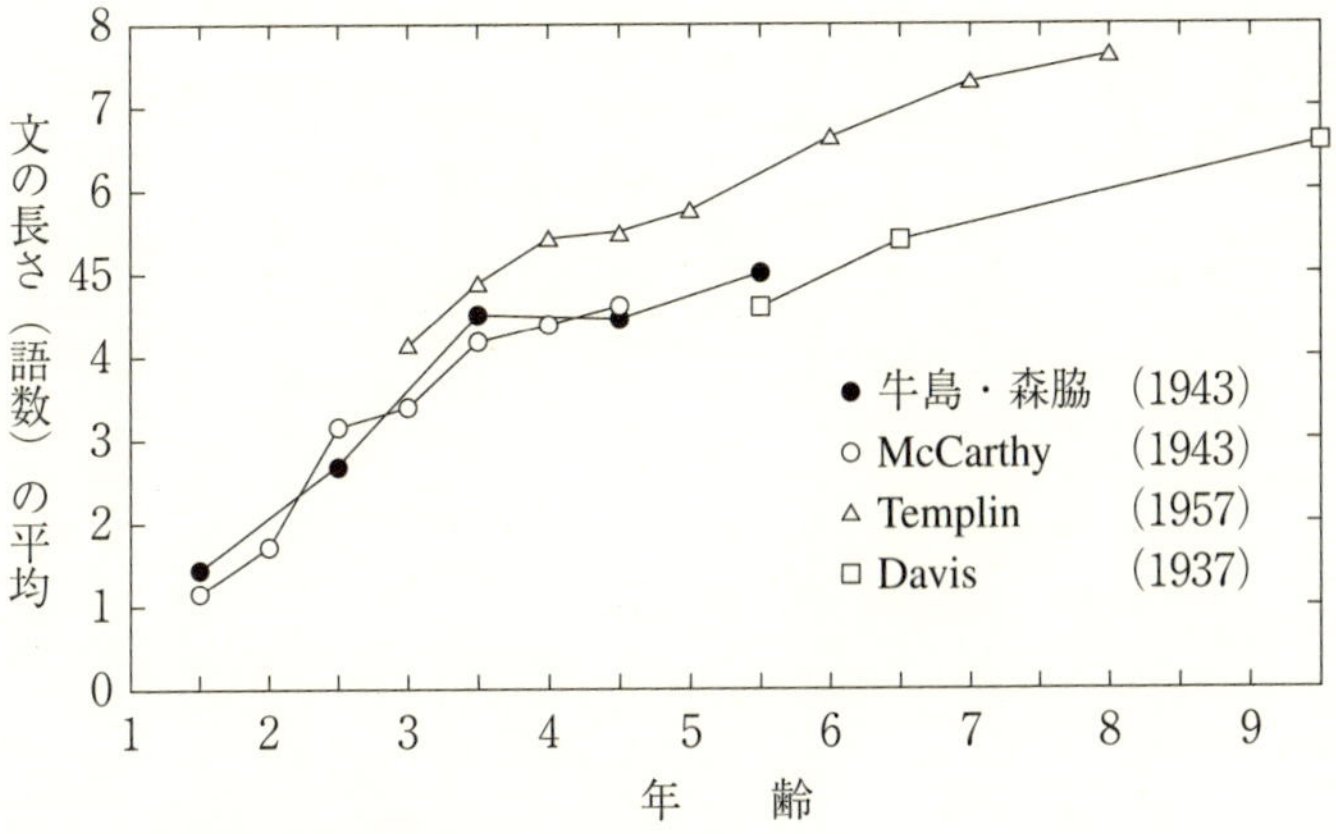

図28　文の長さの発達（村田、1968）
（村田孝次　幼児の言語発達　p208　培風館より引用）

い。一語文の時期は一歳の終わり頃まで続く（図28）。

二歳になると、ほとんどの健常児は二語文を話す。それに対して、発達の遅れた子どもの二語文の使用は一年以上遅れることをレネバーグは示し、遅滞児の脳の成熟がゆっくりとではあるが着実に進行している場合でも、健常児との差が縮まらないと述べている。

三歳になると、語いは増え、抽象的概念も形成されはじめる。記銘力、把持力も伸び、歌を覚えたり、絵本や物語りの筋や順序がわかり始める。長い話をすることもできるが、文法的誤りは多い。

四～五歳になると幼稚園生活が始ま

り、会話も豊かになる。簡単な数字や文字が読めるようになる。発音もかなり正確になる。六歳の就学前後には、構音、構文ともに話しことばは成人型に近づく。

これらのことばの発達には聴覚が最も大きな役割を果たしている。言語音の弁別、話しことばの音響イメージの形成、自らの発話の聴覚フィードバックによる制御及び概念の獲得は、聴覚によって最も能率よく学習されていく。そしてこれらの学習に注意や情動、記憶などが深く関与しているのである。

ことばを話すということは、最も複雑な随意運動であるが、この随意運動は三つの段階を経て発現すると大島（一九八一）は述べている。

第一段階は、何らかの外からの刺激に注意を向ける段階である。網様体上行系の活動によって、全般的脳波覚醒反応を生じることから、大島はこれをReticular stage（脳幹網様体賦活段階）と呼んだ。

第二段階は学習の段階である。学習には情動や記憶が重要な役割を演じることから、大島はこれをLimbic stage（辺縁系賦活段階）と呼んだ。第三段階は学習が完成し自動的に複雑な運動を遂行する段階である。大島はこれをBrain reflex stage（脳自動反射段階）と呼んだ。

健常な子どもは、これらの段階を特別な配慮がなくてもごく自然に通過して、ことばを話すようになる。しかし、何らかの障害をもつ子供たちは、通常の環境でもことばの遅れが生じるし、環境が適切でないとその遅れは一層大きくなる。

言語発達の理論として、

①学習説
②生得説
③認知説
④社会的相互作用説

などがある。

①学習説

言語はオペラント条件づけによる学習の一つのタイプであるとスキナーは言う。乳児期に聞いた母国語の音声を自らも発することで強化が招来された学習を意味している。スキナーは言語の機能としてマンド（mando）とタクト（tact）があるという。

②生得説

幼児が母国語を巧みに使うには語彙と文構造を生み出す規則を知ることの二つから成り立ち、幼児が限られた言語生活から経験したこともない文を作り出す能

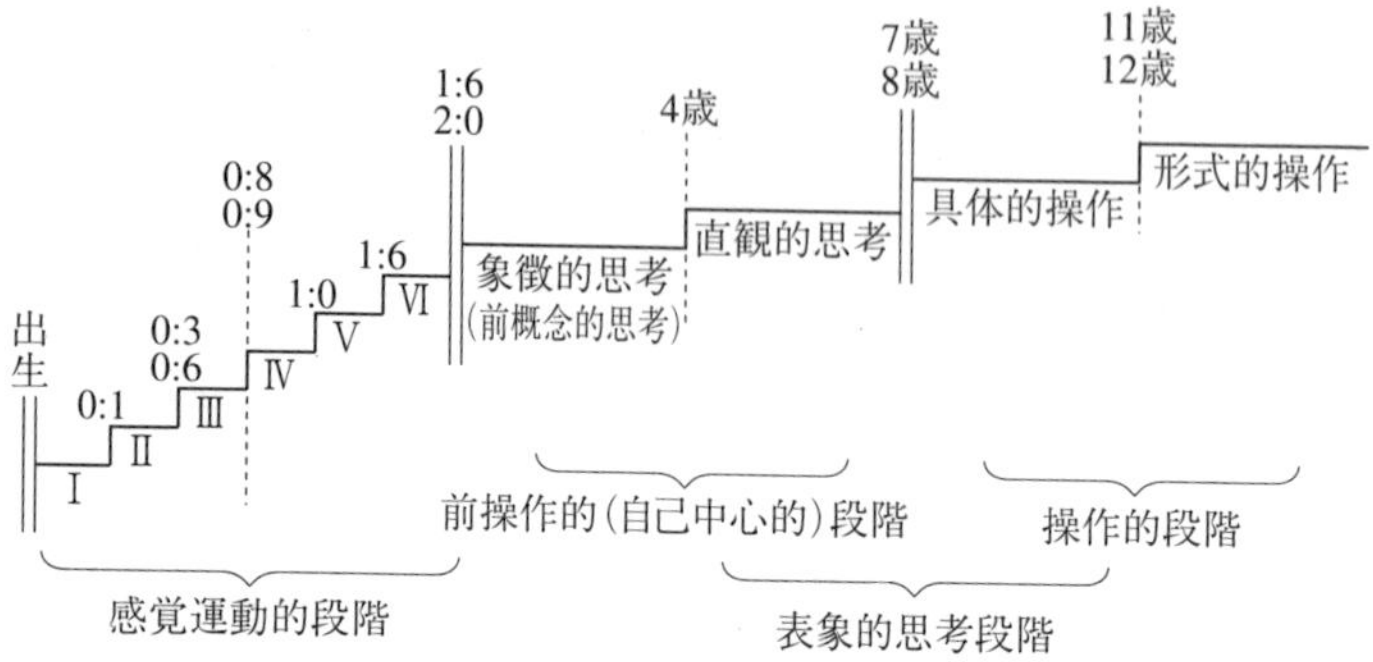

図29　ピアジェによる．子どもの思考の発達（岡本、1977）
（杉原ら「よくわかる発達と学習」福村出版2000年より引用）

力は生得的に備わっているとチョムスキーは考えた。そのような人の言語能力を文法規則で記述することを目標とした。

③認知説

　言語の発達は単独で進むわけではなく、子どもの認知の発達の一部として進行するとピアジェ（Piaget, J）は考えた。（図29）と（図30）に示されるような認知発達段階にそって言語は発達していく。指差しやごっこ遊びをはじめるころに初語が出てきてその後認知発達と連動して、言語も発達するとピアジェは考えた。

④社会的相互作用説

　ピアジェが子どもの認知が自己中心的な段階から社会性を獲得していく時に過渡期として独り言が多く出てくると考えたのに

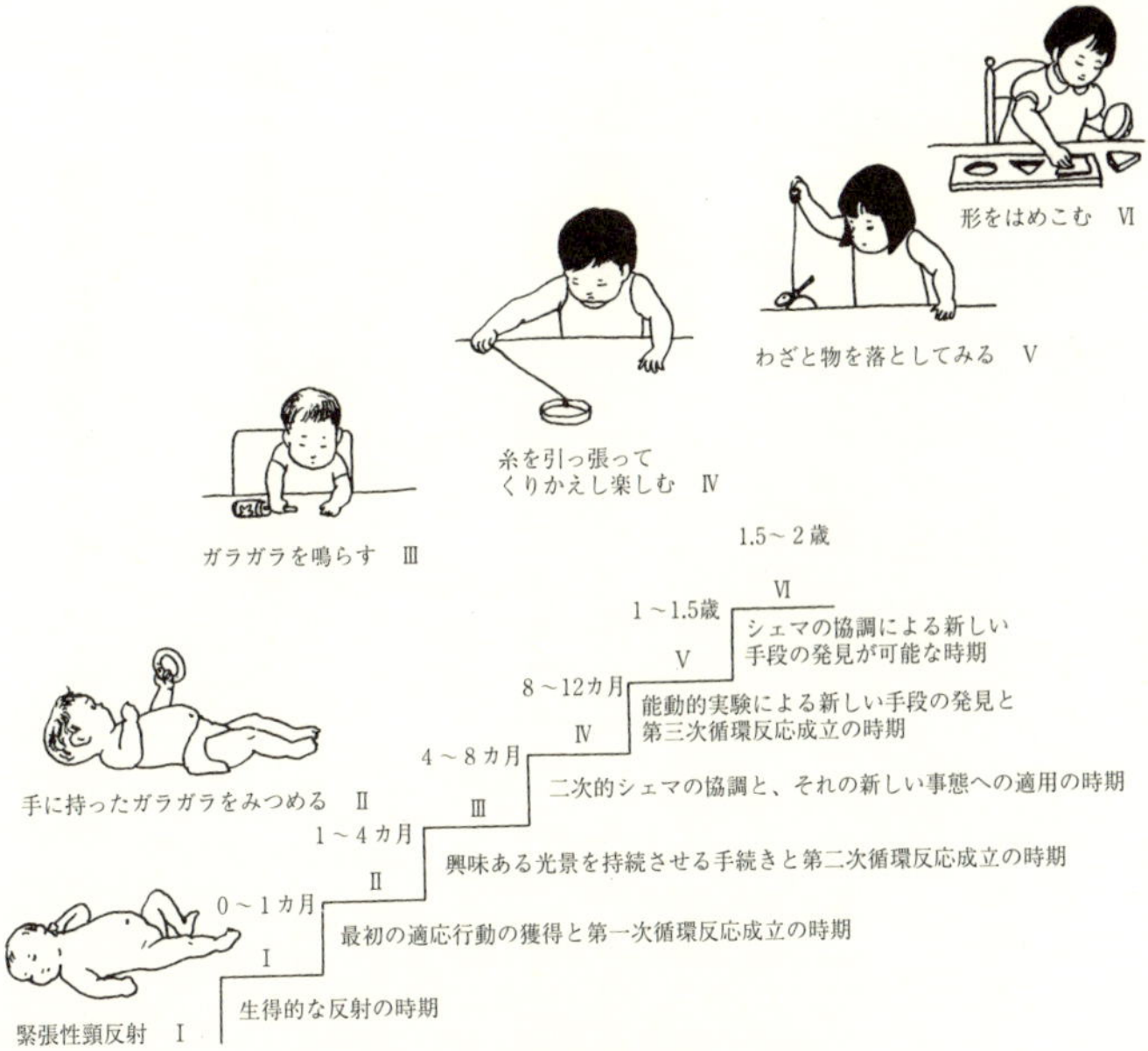

図30　ピアジェによる子どもの感覚運動期の発達
（川島、図でよむ心理学「発達」より引用．2001年）

対して、ヴィゴツキー（Vigotsky, L.S.）は子どもはもとより社会的存在であり、言語は対人的相互交渉に用いられる外言語であると考えた。子どもが言語を思考の手段〈内言語〉として用いるようになる過渡期に独り言が生じると考えた。

4 言語発達障害カウンセリング

精神遅滞の発達カウンセリング

感動的な二人の子どものケースが報告されている（笹沼澄子・柴崎良子編「ことばを取り戻した子どもたち」大修館書店）。

一人は生来の発達遅滞で医療と療育が欠かせない状態で二歳半となった。熱心な母親が統合保育をしている保育園を探して、ある保育園を探し当てた。片道一時間かかる保育園通いを続け集団生活と母子分離を体験させ、横浜国立大学付属養護学校に進むよう園長から推薦された。就学後、排泄の自立・摂食指導・物の形や色の弁別・概念学習・言語訓練を系統的に指導を受け着実に言語を習得していった。また鼻汁と涎の自己制御も学習し中学に進む。不明瞭だった言語も呼吸・ブローイング練習・構音訓練でゆっくりだがはっきり発音できる音が増えコミュニケーションがとれるようになっていった。音楽が大好きなI君は専門家からマリンバを学び発表会に演奏するまでに成長する。先生に葉書を書くようになっていく過程が詳細に報告されている。

もう一人は生後一歳半まで順調に発達したのに髄膜炎から脳炎に罹患し、痙攣の発作が続き這うことも・座ることも立つことも・話すことも出来ない重度の脳性麻痺となってしまったK君のケースである。両親はアメリカまでドーマン法の治療を受けに行き、帰国後その方法のもとに多くのボランティアー（関東学院大学学生六十四名）の助けを借りてついに歩けるようになった。K君も横浜国立大学付属養護学校に入学する。はじめは視力も弱くうずくまっていたK君が、残存感覚（嗅覚・聴覚・視覚）を活性化しながら、ブランコやトランポリンを活用しながら膝や足首・腰の柔軟性をそだて重い給食の牛乳を運べるようになる。言葉は発声発語可能な音に身振り言語であるマカトン法をとりいれ、先生とコミュニケーションが可能になった。

これらの重い精神遅滞の子どもへのカウンセリングの例から、言語が人間の生活全体、感覚・情緒・認知・運動を包含した生活全体のなかで獲得されるものだということがあらためて認識される。健常な子どもが何気なく自然に獲得していく言語に如何に多くの要因が関与しているかを知ることが出来る。

軽度発達障害カウンセリング

知的障害ではないのに多動・衝動性が強く日常生活がスムーズにいかない、学習が困難、対人的社会的相互作用が巧くいかない子どもたちを軽度発達障害といい、日本では全児童生徒の六％くらいいて、個別的支援が必要と国も地方自治体も真剣に取り組み始めている。

軽度発達障害としては次の三つのタイプがある。

①注意欠陥・多動性障害

②学習障害

③高機能広汎性発達障害

これらのいずれの障害も言語の獲得や使用に不都合が生じ、専門的援助が必要になる。

言語は乳幼児期から耳で聞き母国語を獲得する。注意に障害があると音声情報の入力にむらが生じ言語音の記憶が正常に進まない。すると人の話の理解にも自ずから障害が起きる。また書字障害は注意障害の最も初期から明らかになるとシェドル（Chédru）とゲシュヴィント（Geschwind）（一九七二）は述べている。注意欠陥多動性障害（ＡＤＨＤ）のカウンセリングは出来る限り早期に障害を発見し、カウンセラーは医師や保育者と連携して子どもと家族（特に母親、そして同胞）を支援していくことが求められる。放置すると親子関係が険悪になったり、学校生活で友達や先生と鋭く対立して不登校になったりする。子ども自身劣等感や不全感に苦しんでいる。筆者は初回面接をしたＡＤＨＤの子どもに絵を描いてもらうことにしているが、多くの子どもは本当に小さな家や木や人を紙の隅に描くのを見て、子どもの辛さが痛いほど感じられる経験をした。

学習障害に対する支援は多くの報告があるので、詳細はそれらの優れた報告にゆだねる。ここでは学習障害カウンセリングの基本的な姿勢について述べてみたい。

先ず学習障害児の現状のアセスメントが重要である。何に困難があり何が比較的得意かを出来る限り客観的に捉えることが重要である。そのためにはいわゆる心理検査も必要だが、学校の先生に学習面・行動面のチェックリストをして頂き、子どもの集団における姿を知ることが重要である。軽度発達障害児は一対一では極めて賢く、静かで、豊かであることが多い。家庭生活の様子も勿論大切で、これらの情報を総合して子どもがどのような状況に陥っているか、家族がそのことにどう関わっているかを知り、援助の方法を考えることになる。学習障害の支援は短期に決着することはまずない。長期的展望をもって係わっていくことを心にとめおくことが重要である。幼少期からその子が何に興味をもち何に優れているかを注意深く見守ることが親や保育者に求められる。それをどのように伸ばすかであろう。エジソンやアインシュタインがそうだったという話も聞くが、それほどの天才ではなくとも、スポーツが好きとか音楽は大丈夫とか、他の学科は全部出来ないが英語だけできてそれで身を立てた人もいる。要は何かに自信と有能感を持たせることなのだろう。そしてその能力をたゆまず磨いていくことが何より大切だと思う。

今日本の子どもの社会に、これまで無かったあるものが入り込んでいる。ゲームである。筆者はこのゲームが子どもの心身の発達にマイナスの影響を与えてはいないかと心配している。ゲームは子どもの一日の生活の自由時間のかなりの割合を占め、家族と話したり、読書したり、ものを考えたりする時間を減らしているように思える。学習障害があっても優れた面は必ずあるはずで、その才能を毎日たゆまず訓練すればいつか道が開けてくるのではないかと考える。

高機能広汎性発達障害（high function pervasive developmental disorders・HFPDD）と考えられる子どものカウンセリングには、医療・福祉・教育の専門家によるチームワークが不可欠だと川崎（二〇〇三）は強調する。この障害ははっきりと診断されるケースと、その傾向をもったまま比較的世の中で適応しているケースがある。知的に低くないので学業はあまり問題なく推移し大学を卒業するケースも多い。ただ、その後に一山、二山問題が起きる場合がある。対人関係に躓くことが多いのである。相手の気持ちを理解することがやや苦手で、どうしても自分のこだわりに捕われれてしまう。もちろんそこで学習していく人もいるがどうしても気づきが得られず、どんどん自信を失って引きこもりになっていく人もいる。川崎は「よきＰＤＤ（広汎性発達障害）に育てることを目標にしよう」と述べている（二〇〇三）。つまり、幼少期から予防的アプローチをつくりあげ、自分の特性を最大限生かしこじれずに伸びやかに生きていく療育方法をそれぞれのＰＤＤに応じて考えることが必要である。高機能広汎性発達障害の言語障害カウンセリングは言葉の語用論的意味をどのように獲得させていくかということであろう。研究によると一般のＰＤＤは「心の理論」課題を正解できないことが多いが、ＨＦＰＤＤは独特のやり方で正解を見つけていくらしい。彼等は彼等のやり方で社会適応を目指しているのである。川崎（二〇〇三）が言うように「日常生活に著しい障害を引き起こしている例のみに診断をする路線をとっている」ことは意味深い。

筆者も診断されなかったがそれらしいケースを数ケース担当した。いずれのケースにおいても今のところ無事に社会生活を送っている。ＰＤＤという診断を貼られながら生きることと、特にレッテルを貼られずに生きることとどちらが幸せか筆者にはまだ答えは出せないでいる。

軽度発達障害カウンセリングの重要なポイントをまとめると左記のようになる。

① 早期発見と早期療育及びカウンセリング

多くの事例報告や筆者の自験例から、早期に問題に気づき子どもの状態を客観的に把握し、必要な医学的検査・適切な医療をうけ、子ども・家族・保育士・幼稚園の先生・学校の先生にたいして心理・教育的ケアを準備することができると、それがなされずに何年もすぎてしまったケースとでは違いが出てくるように思われる。

② 子どもの能力・個性の発見

たとえ重い障害があっても、一人一人の子どもにはキラリと光る何かをもっているものである。その個性・才能を発見し伸ばすことができると、子どもは生き生きと学んでいく窓を開くことができる。

筆者も、重い広汎性発達障害ではなかろうかという子どもの相談にのったことがある。発達検査では言葉が全くない重度の遅れがあった。その後そのお子様がきょうだいのピアノのレッスンについて行って、一回聴いただけのメロディーを正確に弾いてしまったという話をきき、ナディアのペリカンの絵（川島　二〇〇一）を思い出した。

③　愛情深いが現実的な母親の存在

子どもに何らかの障害があることは愛情深い母親はすぐ気づくものである。兄弟がいる場合は尚更である。

子どもの現状を知りつつ、感情的にならず現実的に対応し、子どもを深く愛し支えることができると、子どもは自分を肯定的に受け入れ、たとえ何らかの障害があっても胸を張って生きていく。

④　家族の協力

母子を守り、ほどよい環境を準備する父の存在。何らかの障害をもつ子どもの養育は両親や家族の協力なしにはうまくいかない。また同胞の協力と同胞への配慮も必要である。祖父母は心配のあまり干渉しがちになるが、暖かく見守り必要なとき気持ちよく支援して頂きたい。

⑤　友人・教師の協力

就学すると学校で過ごす時間が長くなる。近年軽度発達障害特別支援教育が盛んになり、学校では支援教育コーディネーターが配置され、ティームティーチングや支援スタッフの加配などがなされるようになったが、まだまだ現状は一部の学校に実施されるに留まっている。どのクラスにも一人はいるといわれる軽度発達障害児を先生方が深く理解しみんなで豊かに支える世の中にしたいものである。また保育園・幼稚園に在籍しているころから適切な支援を実施していくことが出来るとどんなによいだろうか。

⑥　専門家の継続的フォロー

軽度発達障害は長期にわたる専門家のフォローが大切である。もし三歳で気づいたとしても、そのお子さんが就学・進学・就職・結婚・成人期までフォローしていくことが望ましい。

軽度発達障害カウンセリング事例

1　はじめに

筆者は言語障害臨床のほかに発達臨床を約二十年にわたって担当してきた。茨城県地域特殊育児相談から始まって、東京都・山梨県・山梨県各市町村のすこやか発達相談および幼稚園子育て発達相談は大切な仕事であった。それは現在も続いている。発達臨床は東京の総合病院小児科においても担当することになり、さらに現在所属する大学の心理臨床センターにおいて、大学院教育と地域サービスを兼ねた発達臨床に展開している。山梨県は心理臨床家を教育する大学院がこれまでなかったので、山梨英和大学は重大な使命を負っていることになる。

厚生労働省は平成一七年度から、発達障害者支援法を施行した。この法律によって、いわゆる軽度発達障害者を生涯に渉って支援する取り組みが全国的に展開されつつある。一方文部科学省は各県に特別支援教育推進事業ＬＤ等専門家チームを結成し、小中学校への巡回相談・困難事例の判断指導等の委員会を構成し活動させている。筆者はその末席にいる。二十年間発達臨床に携わっていると、すでに述べた六項目の重要性を切実に感じる。具体的事例を二例挙げる。早期発見・早期対応の重要性が読み取れる。

2　実践事例

(1)　バイリンガルの双生児の事例

双生児のＡ・ＢのことでＣ保育所からＸ保健所「発達相談」に『今後の保育をどうするか』の相談があった。母親の母国はＤ国で母親も子どもたちも日本語は未修得の状態だった。ことにＡは出生時より体調が悪く、乳児期も病気がちだったため日本語を巧く喋れない母親は、日本で医療を受けるより母国で受けた方が安心であることと、母国の親や親戚が子育てを助けてくれるためＤ国に帰ることが多く、しかも長期にD国に滞在するようになった。そのためますます日本語の修得は遅れた。

両親は、就学を意識するようになったこととこどもたちが成長して丈夫になったことでC保育所に入園させた。ところが、A・Bは他児と遊ばず、二人でいつも一緒に遊ぶ。集団の作業・課題の時も二人でどこかへいってしまうという状態だった。両親は日本で二人のこどもの小学校教育を受ける決心をしていたので、なんらかの具体的で効果的な対応を考えなければならなかった。

筆者は、両親にこどもたちの発達の状況を把握したいと告げ両親もそれを希望したので、発達検査を行った。Bは筆者の日本語の指示をかなり聞き取っていて母親がときどきD語で補助する程度だった。落ち着いていて、内向的・自信のあることしか答えない性格傾向がみられた。認知能力はほぼ健常範囲であることがわかった。Aは注意がそれやすく多動傾向がみられた。筆者の日本語の指示もややはいりにくく、母親からD語による援助をうけて検査を続けた。父も同席してAの答えが遅いと父が正解を教えそうになる場面があったが、そんな時父を制するのは母親であり、筆者は「母親は日本語が未習熟だが、落ち着いた性格で子どもへの愛情は深い賢明な人である」と強く感じた。Aは出生時より病気がちでD

国の医師も何らかの問題があるかもしれないといっていたとのこと。保健師の配慮で医療機関を受診し、なんらかの医療をうけたようである。認知発達・言語発達も境界線上にあり就学については特別支援教育の配慮が必要であると感じられた。筆者は両親・保育士・保健師と真剣に相談した結果、両親はA・Bを異なる保育所に通わせることを決心した。保健師からの依頼で、筆者はA・Bが居住する市町村の教育委員会に意見書を提出し、二人を異なる小学校に通わせていただけるようお願いをした。しかもAには特別支援教育の経験のある教師を担任にお願い出来ないかも依頼した。

現在二人は、それぞれの小学校に通い、日本語の習得・学業・集団生活に良い効果が現れてきたとの報告があった。賢明な両親、誠実な教育委員会、協力的な保育所・学校、状況をフォローする保健師などの協力が実を結んだ事例である。

(2)　癇癪とパニックで集団生活に破綻をきたしていたEの事例

幼稚園教諭より「Eの集団生活がうまくいかない、どうしたらよいか」という相談が筆者の関係する臨床機関に寄せられた。両親、とくに母親はEが小さい頃から夜泣き・駄駄こね・気にくわないとものにあたる・言葉の遅れなどで悩んできた。当該機関で発達検査や描画、箱庭やその他の遊びなど試みた。

一対一では、賢い・静か・豊かであり、特に描画には独特の才能が感じられた。伸びやかで豊かなタッチと物語の面白さが描かれていて、キャラクターの表情が印象的だった。親・園からの依頼で幾度か幼稚園にも様子を見に行った結果、念のため医療機関を紹介することとなった。Eの問題は、「親子関係によって引き起こされているのではないらしい」ということが、ある日の園の行動観察からはっきりと理解できたからである。

幸い、両親は抵抗無くすぐに医療をうけた。そして、その効果は二週間ほどで現れてきた。

あれほど集団作業ができなかったEは、着席してしずかに集団作業に参加できるようになった。

気にくわないと他児に乱暴していた行為はなくなった。それにより、ともだちと集団であそべるようになった。

就学時健診も無事終了し、卒園・入学式も乱れることなく終了した。入学する学校に両親はすすんでEのこれまでのことを話し、校長及び小学校は担任として特別支援教育の経験のある教師を配置して下さった。筆者は時々授業参観に小学校に行くが、Eは授業に参加し・発表や挙手も積極的である。

3　まとめと課題　二つの事例から

①　問題を抱えたこどもの幼児教育の充実は、問題を担任の保育者や園だけで抱えこむのでなく、早期に専門家と連携して問題点の把握とどのような支援が必要かを判断することが大切である

②　こどもの両親が、これまでの育児の大変さを周囲に理解してもらい、子どもとの関係の修復や子育て・教育に何らかの支援が得られるとどんなに心づよいことだろう

③　早期に問題を発見し、長期的見通しをたてながら、その子の長所を伸ばし、短所を補う個別支援教育の計画をたてることが大切である

文献

川上清文　二〇〇二「胎児期から新生児期にみられる情動と関係の発達と障害」シリーズ／臨床発達心理学3　須田治・別府哲編著　ミネルヴァ書房

杉原一昭・新井邦二郎・大川一郎・藤生英行・濱口佳和・笠井仁著　二〇〇〇　よくわかる発達と学習　福村出版
Lenneberg, EH. 1967 Biological Foundation of Language. Wiley & Sons.　佐藤方哉　神尾昭雄訳　言語の生物学的基礎　大修館書店
塚原仲晃　一九八八　脳の可塑性と記憶　紀伊国屋書店
川島一夫編著　二〇〇一　図でよむ心理学「発達」改訂版　福村出版
青木紀久代・馬場禮子・古川真弓　一九九六　母子相互作用における母親の調律行動　心理臨床学研究 p14, pp133-140.
村田孝次　一九六八　幼児の言語発達　培風館
大島知一　一九八一　随意運動をどう考えるか　伊藤正男他編「脳の統御機能4運動の中枢メカニズム」pp101-111　医歯薬出版
大伴茂　昭和五七　ピアジェ幼児心理学入門　東京同文書院
笹沼澄子・柴崎良子　一九八六　ことばを取り戻した子どもたち　大修館書店
川崎葉子　二〇〇三　広汎性発達障害―私の治療法　精神科治療学
ウィニコット、ＤＱ　牛島定信訳一九七七　情緒発達の精神発達理論　岩崎学術出版社

天野　清　二〇〇六　学習障害の予防教育への探究―読み書き入門　教育プログラムの開発　中央大学出版部

上野一彦・海津亜希子・服部美佳子　二〇〇五　軽度発達障害の心理アセスメント　日本文化科学社

小林芳文　二〇〇一　ＬＤ児・ＡＤＨＤ児が蘇る身体運動　大修館書店

鈴木陽子編著　二〇〇〇　学習障害（ＬＤ）注意欠陥多動性障害（ＡＤＨＤ）の事例集　星の環会

川崎葉子　二〇〇三　広汎性発達障害―私の治療法―　精神科治療学　十八（11）一三三五―一三四〇

第三章

吃音とカウンセリング

1　吃音とは何か

アメリカ精神医学診断マニュアルでは吃音はコミュニケーション障害の一つに分類され、「正常な会話の流暢性と時間的構成の障害（年齢に不相応であり、身体的欠陥がある場合はその欠陥に伴う以上の流暢性の障害）があり、そのことが学業的・職業的・対人的適応に困難を招いている」と定義されている。日本人の吃音児者のことばのサンプルを（表10）に示す。このようにすらすら話せないことで本人も苦しむし、周りも不安になったり話し手が何を言おうとしているか聞き取れなかったり、子どもの場合にはからかいの対象になったりする。

国際疾病分類第10改訂版（ICD–10）によれば吃

吃音児のサンプル	吃音者のサンプル
1）これはせーせみ	1）とじゃんけん
2）つつつうーうーみき	2）mmmみょうが
3）じょじょじょじょうーうーうーばんせん	3）ゆゆi：ゆきだるま
4）これはエートエートいじいじいじわるしてんの	4）ええええ　ええええ　ええり
5）これ　せせ　サンサンダル	5）c:iエリコプター
6）アノサ...サ…アノサ…ウンウンエートサ...アノサ...アノウンアノさいしょのねタ...アノタ...アノタ...タイミング	6）ライオンのしっぽ　おお
	7）ははは、はは、もももも　あああ　あ　もももーあのー kkkこうせんとね、いd_3d_3とね、もーこうううううもね、

表10　吃音児者のことばのサンプル

	発達性吃音				獲得性吃音		
言語症状	語頭音に生じやすい 随伴症状あり 斉読・追唱は有効 歌ではどもらない 吃音への不安あり				すべての音に生じる可能性あり 随伴症状は少ない 斉読・追唱は有効ではない 歌でどもる 吃音への不安はない		
発症時期	幼児期・児童期・思春期				青年期・成人期・老年期		
病因	素因と環境の複合				神経学的疾患・心理社会的原因		
性差		男性	：	女性	男性	：	女性
	幼児期	3	：	1	12	：	1
	成人期	8	：	1			
治癒率		最大８０％			最大３０％		

表11　発達性吃音と獲得性吃音の特徴

音は「音、音節、単語の反復と延長、あるいは休止と同時に顔面および／または他の身体部分の運動を伴うことがある。このため早口症やチックあるいは他の言語や発達の障害を合併していることがあるので、それらの鑑別が必要である」と定義されている。身体部分の運動を随伴症状と呼ぶ。通常は吃音が進行した段階で生じることが多い。言語障害の分野では吃音をその発症の時期から、「発達性吃音」と「獲得性吃音」に分類することが最近になって考えられるようになった。しかし一般的には吃音といえば「発達性吃音」を指していて、つぎのような事実が明らかになっている。（表11）にもその特徴は示されているが、少し説明を加える。

①吃音の始まりを発吃と呼ぶが、多くは三、四歳に発症する。はっきりとしたエピソー

ドがある場合、ない場合など様々であるが、通常にはみられない多数回の音や音節の繰り返しが起きて、母親や身近にいる保育者が最初に気づく。はじめはは緊張を伴わない繰り返しだが次第に力のこもったつかえ（blocking）となる。詳しくは発達性吃音の進展の箇所で述べる。

②ある年齢の子どもの調査対象群における吃音児の割合を罹患率（prevalence）と呼ぶが、児童の罹患率は約一％といわれている。その人の生涯に吃音の経験があるかどうかを生涯発症率（lifetime incidence）と呼ぶが、これはアンドリュー（Andrews）とハリス（Harris）（一九六四）によると約五％といわれている。

③自然治癒率は約五十％と言われていて、女性のほうが男性より多い。

④性差は男性に圧倒的に多く男女比は三対一から五対一と言われる。

⑤家族・親族に吃音者がいると報告されている割合は研究者によって若干異なるが、三十％―五十％にわたっているとブラッドシュタイン（Bloodstein 一九九五）は述べている。これは後に遺伝のところでふれる。

⑥発話のどこに吃音が生じるかは、語のはじめ・発話では息継ぎの後の発話のはじめに起きやすく、長い単語や文、複雑な文では一層生じやすい。

⑦合併する子どもの言語と行動に関連する障害を鑑別することが重要である（図

31)。

⑧吃音発症のメカニズムとして素因説（大脳半球優位説・保続理論・耳聴理論）、環境説（診断原生説・学習説）、神経症説（予期不安説・欲求抑圧説）などがあるがまだ解明されていない。

⑨吃音は人類が言葉を話すようになってから存在していたであろうと考えられる。最も古い記述は旧約聖書の出エジプト記に見られる。歴史上有名な人々（モーセ、デモステネス、ダーウィン、頼朝、家康、田中角栄）が自らの吃音とたたかってきたようだ。

2　鑑別診断と吃音の進展

（図31）は吃音が早口症や他の言語や発達の障害と合併している場合を表す。

筆者が担当したケースに吃音の主訴でカウンセリングを受けにきた幼児が構音障害と早口症を合併していて、会話明瞭度が極めて悪く、しかも流暢性の障害がありどこから対応したらよいか苦心したケースがあった。また小学生のなかに吃音とＡＤＨＤ（注意欠陥多動性障害）、ＬＤ（学習障害）が混在しているケースがあった。話したい

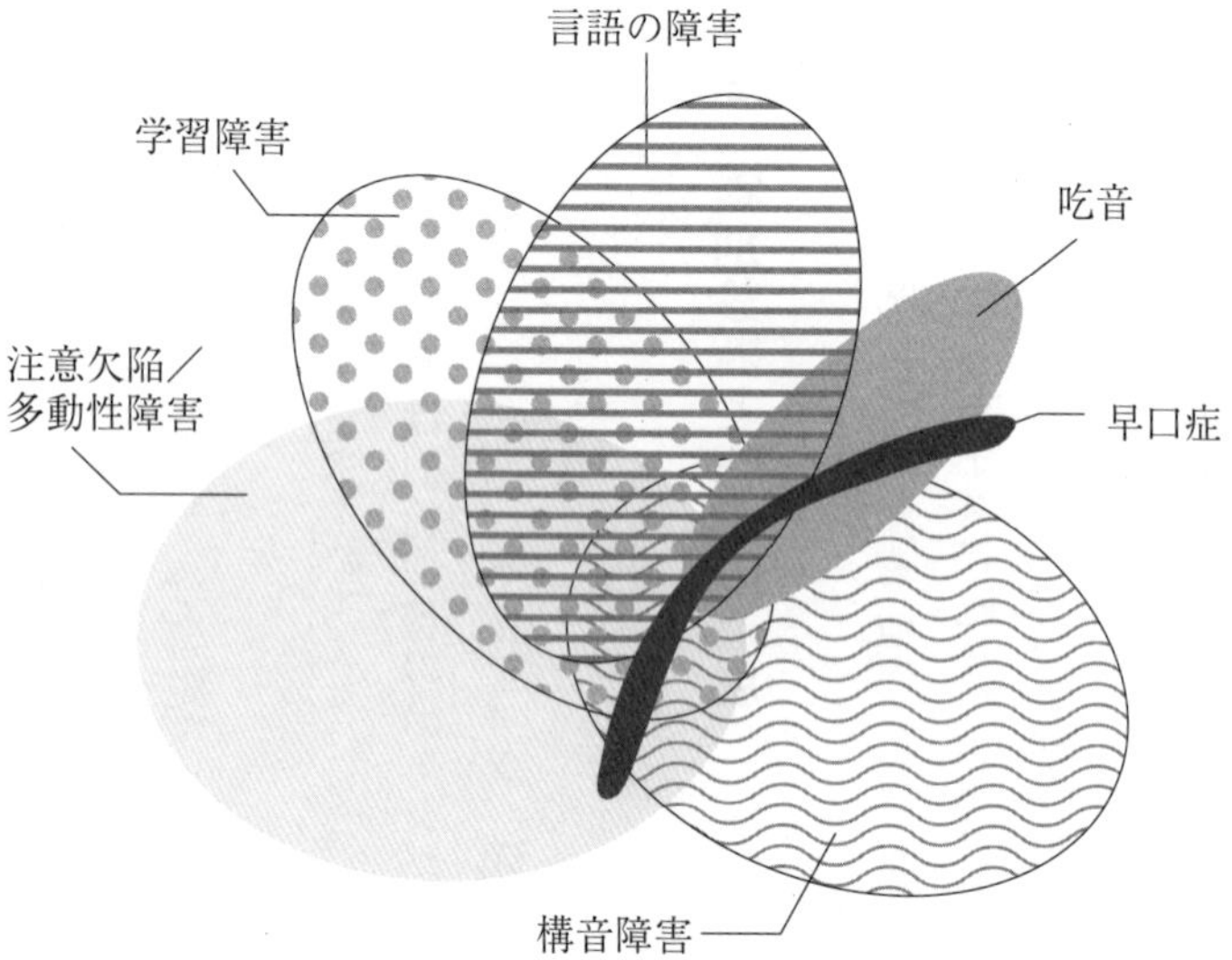

図31　吃音と早口症、構音障害、学習障害、注意欠陥／多動性障害およびその他の言語の障害の関係（Curlee & Siegel, 1997, Nature and treatment of stuttering. pp319より改変）

イメージは豊かに持っているのにうまく話しことばとして表現できない"language disorder"が予想されるケースもあった。

これらの鑑別は府川・小沢（二〇〇五）のいう臨床評価をきちんと行って、治療やカウンセリングの方針をそのケースに最もふさわしいものとして準備していく必要がある。

吃音の発症と進展はヴァン　ライパー（Van Riper）（一九六四）の説明が最もわかり易い。（図32）には吃音の発症

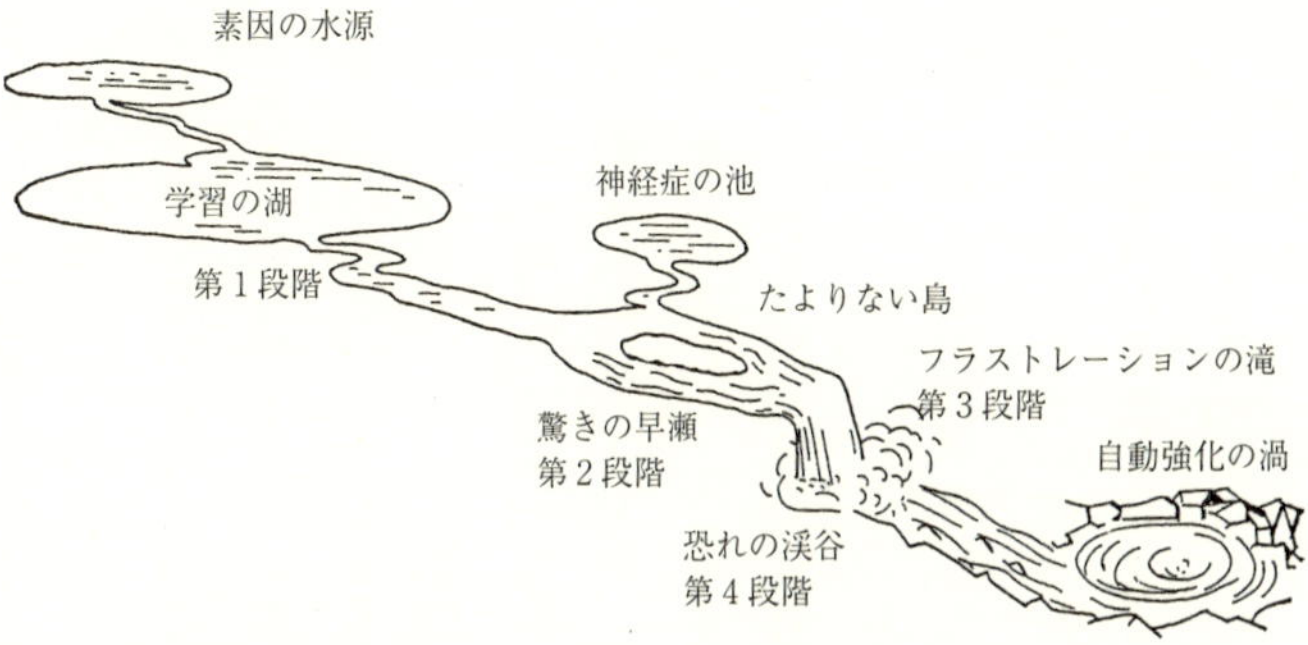

図32　吃音の発症と進展

（Van Riper, 1963: Speech Correction; Principless and Methods. 4th ed. 田口恒夫訳　1967：ことばの治療—その理論と方法—より引用）

と進展が水流の四段階の変化で説明されている。米国の著明な言語病理学者で自身も吃音者だったヴァン　ライパーだからこそ吃音者の普遍的な悩みの進展を簡潔に表すことが出来たのではなかろうか。

第一段階は、何らかの素因をもった子どもがある出来事をきっかけにどもり始める。しかし子ども自身は自覚しないが、その話し方を次第に学習していく段階である。生活環境やことばの環境を調整することで吃音は改善され消失していく。

第二段階は、誰かの注意・自身の気づきによって子どもはどもることに驚きと困惑を感じる段階である。ヴァン　ライパーは神経症の池から情緒の急流が押し寄せるとこの段階が始まるという。筆者は吃音児の性格と何らかの心的外傷体験が関係しているのではないかと考える。ジョンソン（Johnson）（一九六三）の診断原生説はこの第二段階のことを指しているのではないかと考える。どもる子どもが、頼っている母親からどもりについて注意されたり叱られたりすることで自身のことばを自覚するようになる。

第三段階は、吃音がかなり強固に学習されていき子どもは「フラストレーションの滝」に落ちていく。専門的なカウンセリングが必要である。

第四段階は、「恐れの渓谷」であり、子どもは話すとどもってしまうのではないかという不安を常に抱き続け、話す場面を恐れるようになる。そして「自動強化の渦」に巻き込まれていく。このような段階に至った吃音者でも専門家のカウンセリングおよび同じ吃音に悩む仲間の自助グループに参加するうちに快方に向う例も多い。

吃音カウンセリングの最も中核となるものは本人・家族・カウンセラー自身が「吃音を受容すること、即ち吃音への認知の仕方を変えること」である。そしてそれを容易にするのがことばの症状の改善なのである。なぜ流暢に話せないかを説明できたときその改善の道筋も見えてくるのではなかろうか。

このことを解明していくためには発話の中枢メカニズムの解明が進むことが必要であろう。

発話の中枢メカニズムと幾分関連がありそうな獲得性吃音について先ず概観する。

3　獲得性吃音

獲得性神経原性吃音

獲得性の神経学的疾患に伴う吃音（SAAND: Stuttering Associated with Acquired Neurological Disorders）のことである。神経学的疾患としては、

①脳血管障害
②外傷性脳損傷
③錐体外路性疾患
④脳腫瘍
⑤脳炎
⑥アルツハイマー病
⑦薬物中毒

などが報告されている。

発達性吃音もそうであるが、神経原性吃音も原因・症状・経過が単一の障害ではな

い。ある場合は一時的で、吃音症状が消滅していくし、他の場合は継続する。またあるものは、スピーチ、ランゲージ、認知の障害を伴う場合がある。したがって、錐体路、錐体外路、皮質延髄路、小脳運動システムおよびその周辺の障害の結果発症することが多い。神経学的疾患の部位を同定するために、CT（Computerized Tomography：コンピュータ断層撮影法）、MRI（Magnetic Resonance Imaging：磁気共鳴画像法）が用いられる。脳の機能を知るためには、PET（Positron Emission Tomography：ポジトロン断層撮影法）、SPECT（Single Photons Emission Computerized Tomography：単体フォトンを用いたコンピュータ断層撮影法）、などによりrCBF（regional Cerebral Bood Flow：領域別大脳血流）が測定される。

神経原性吃音と失語症との関連は、文献上神経原性吃音の三十五％はある程度失語症を伴っているという報告がある。

以上をまとめると、神経原性吃音を次のように定義することができる。「神経学的疾患に伴う吃音は、言語形成や精神医学的問題の結果ではなくて、不随意的に生じる繰り返しや引き伸ばしによって顕著に特徴づけられる流暢性障害をいう。」

神経原性吃音かどうかを鑑別する上で重要なことは、詳細な現症歴を調べることである。

・現在のことばの障害がいつ発症して、どのような治療を受けたか
・患者の利き手、家族の利き手
・患者のスピーチ、ランゲージ、学習に関する既往歴
・患者が受けた教育、修了したかどうか（学歴）
・職歴
・家族のスピーチ、ランゲージ、学習に関する障害
・病歴

ヘレム・エスタブルックス（Herem-Estabrooks）は、神経原性吃音の識別には次のような課題を行うとよいと提案している。

①失語症鑑別検査
②文章の音読
③系列化されたスピーチ（一～三十まで数える、十二ヵ月の名前、祈りのことば）
④よく知っている歌を歌う

特殊な神経原性吃音として、ローゼンフィールドとフリーマン（Rosenfield & Freeman）は喉頭切除後に発症した吃音の例を報告した。

［ケース1］男性、七十一歳、右利き

家族に吃音者はいない。五十九歳の時、喉頭切除術を受け、一年後に発症。食道発声によるスピーチの練習をしていたとき、呼気注入法（笛式人工喉頭法）をしようとしたときにどもりはじめた。彼は、吃音症状の出現を、「このようなやり方でことばを話すことなどできそうにないという無力感から来た」と述べている。

［ケース2］男性、六十七歳、右利き

吃音の家族歴なし。六十三歳で入院して以来、発症。三年以上、人工喉頭を使用。音の繰り返し・引き伸ばし・音の挿入などの非流暢性が発症。もがき行動とフラストレーションあり。彼は、自分の吃音を人工喉頭への心理的な拒否によって生じたものかも知れないと述べている。

このような場合の吃音は、咽頭の存在や機能という末梢器官そのものの問題ではなく、スピーチプロダクションやスピーチモーターコントロールに関するより高次の問題であることが明らかになった。とくに発話への動機づけや不安が代替発声を行うための中枢における発声のプログラミングのタイミングを狂わせて吃音を誘発している可能性がある。すなわち代替発声の困難や不快感による発声のモチベーションの低下が、発声発話のタイミングを狂わせているのではないかと考えられる。

獲得性心因性吃音

神経原性吃音に比べると、心因性吃音と診断されるケースは比較的少ない。心理社会的原因があって発症し、しかも、神経原性吃音にはみられない特徴がある。バウムガートナーとダフィ（Baumgartner & Duffy）は六十九名の患者の特徴をまとめている。患者のすべては、メイヨークリニックで臨床家から心因性吃音と診断された。

バウムガートナーとダフィは、発話の流暢性障害という症状だけで心因性吃音か神経原性吃音かを鑑別することはできないが、心因性吃音には独特の特徴があると述べている。Daleも獲得性心因性吃音の特徴を左記の六項目にまとめている。

①その人にとっての重要な出来事に関連して、突然発症する
②非流暢は初頭音節ばかりでなく、文のあらゆる箇所に生じる
③斉読、復唱、マスキング、ＤＡＦ、歌などでほとんど改善しない
④面接のはじめに流暢に話せることがほとんどない。簡単な挨拶でさえも吃る
⑤面接のはじめ頃は、患者は自分の吃音にほとんど関心を示さない

⑥吃音を避けたり、隠したりする二次的徴候はほとんどない

筆者も獲得性心因性吃音ではないかと考えられるケースに一度出会ったことがある。面接時の七年前は言語に全く異常がなかった。対人関係の躓きによる自殺企図の後、突然吃音が発症した。三ヵ月入院し、その後三ヵ月通院した。面接時、薬は服用していない。流暢性障害は、音節の繰り返し、重度のつかえ、口・顔面・首・手・指の随伴運動がみられた。筆者が仕事のことをたずねると、「うけうけうけつけウォをやってまままましたが、ししごとをのののでしょうしょうがいたいたいたのですか」など、語が分解してしまう。手が震え、首を振り、声が次第に大きくなり、最後は爆発的になり「ソウダネ、ソウダネ」と首を振って終る。職場の上司が見かねてケースを紹介してきたのに、本人は全く治療を受ける気がなく一回の面接で終ってしまった。

バウムガートナーとダフィも心因性吃音の約半数しか治療を受けないし、治療をうけても改善率は低いと報告している。心因性吃音の原因として、バウムガートナーとダフィは転換反応、不安神経症、抑うつ症をあげている。ある患者は以前には、神経疾患の既往はなかった。

「獲得性心因性吃音の診断と治療にあたって、音声言語病理学者（speech language

pathologist）は患者を精神科の専門医に紹介することは必ずしも必要ではない」と述べる専門家もいるが、筆者は、信頼できる精神科医と緊密な連携をとって進めていく方が、より安全ではないかと考えている。

心因性吃音や声の障害に関するセラピーは文献による事例研究から多くを学ぶことが出来るのでマールとルイス（Mahr & Leith）の事例を紹介する。

［ケース1］男性、四十四歳、トラック運転手

バックしてきた車に挟まれ重傷を負い意識を失う。意識が回復してから語の部分の繰り返しが八十パーセントの語に生じた。声が高くなったり、語速度が速くなるなどの変化も起きた。週二日・三十分の治療を九ヵ月行って、注意深い構音を行うこと、ゆっくり話すことを訓練し非流暢性は改善された。二ヵ月後のフォローでは本質的に正常なスピーチを示していた。

［ケース2］女性、三十二歳、公務員

極度の精神不安を伴う急性の躁状態出現のために入院。過去の病歴は、左側不全麻痺と骨盤病を含む転換反応が著名だが精神科治療は受けてこなかった。炭酸リチウム

で躁状態は急激に改善した。六ヵ月の心理療法で、過去に虐待された心的外傷体験を述べはじめた。多くの記憶は全体として抑圧されていて、それらの過去を言語化するとき激しい情緒的苦痛を伴った。左側不全麻痺は患者が思い出すことのできない虐待のエピソードと関係があるようだった。以前気づかなかったひどい火傷の跡が自分の身体にあることに彼女は気づくようになった。記憶がより鮮明になり、特に性的虐待の記憶が明らかになると、彼女は突然どもりはじめた。彼女には吃音の既往歴はなかった。吃音症状は治療中、虐待の心的外傷体験を述べるときに顕著に現われた。心的外傷体験を述べるとき、語の初頭語に激しい声帯の詰まりを示し、やがて音の繰返しが起こってくる。はじめは軽度だったが、治療セッションが進むうちにひどくなり、三週間後にはひどいもがき行動をするようになった。頭を軽く打つ、膝をピシャリと叩く、足を動かす等の随伴症状と、大変な早口の話し方の癖等を伴って、非流暢性はひどくなり、特に虐待を受けたときに彼女が感じた恐怖を話すときはひどかった。

彼女は〝恐怖〟という語を完全に云うことができず、たまりかねて卓上メモをひったくって語を書いた。第四週では吃音はひどくなり続け、心理療法にも支障をきたした。セラピストは彼女に「ゆっくり話し、一つひとつの単語をはっきり発音するように」と指示した。彼女はこれらの指示に素早く適応し数分で完全に流暢になった。非流暢性が改善されたすぐ後に、急激な〝あえぎ〟呼吸パターンが始まった。あらゆるもがき行動が消えてから代替症状が現われた。それらは吃音に随伴したものではなかった。その後数週間治療が続き、外傷体験を想起するときにも彼女は不安が少なくなった。あえぎ呼吸パターンは消え、彼女のスピーチは正常に戻った。

以上のような、具体的ケースレポートによって獲得性心因性吃音の特徴と治療の展開を知ることができる。

4 発達性吃音（吃音）の生理学的研究

一般的に「吃音」とはこの発達性吃音を指している。吃音とは、幼少期に発症する話しことばの流暢性の障害である。この流暢性の障害が生じるが故に吃音という苦悩が生まれる。身体的欠陥はみられない場合がほとんどだが、欠陥があったとしても、身体的欠陥に由来するより過剰の流暢性の障害がある。発症率には性差があり、男性のほうが女性より少なくとも三倍多い。また自然治癒率も女性は高いので、年齢が上がると性差はさらに大きくなる。吃音の生理学的・神経科学的研究は一九八〇年代・

一九九〇年代と盛んになり二〇〇〇年に入るとＰＥＴなどの脳画像法による研究が盛んになり、認知科学的研究も加わって、吃音メカニズムの核心に迫りつつある気配を感じる。脳内モデルへの一歩踏み込んだ仮説が提唱されるようになった。最近の論文から、いくつかを紹介する。これらの知見によって人は何故流暢さに欠けた発話をするかの理解に近づいて行けるのではなかろうか。

機能的脳画像法

近年ＰＥＴなど脳画像法の飛躍的進歩によりやや影が薄くなっているが、吃音と脳波に関する研究では随伴性陰性波（contingent negative variation: CNV）は無視できない。ＣＮＶとは、運動課題（たとえば〝キー押し〟）に先行する二つの刺激（第一の予告刺激Ｓ１、たとえば「光」と、その二〜三秒後に提示される第二の実行刺激Ｓ２、たとえば「音」）の間に生じる前頭部の頭皮から記録されるゆるやかな陰性の電位（脳波の基線からマイナスに変移する）のことをいう。ＣＮＶは予告に続く実行、刺激に対する注意、あるいは随意運動を起こそうとする意志と考えられる。被験者が運動課題を遂行するとＣＮＶは電位が基線に戻る。

吃音者のCNVに関してはピーターズ（Peters）らの研究がある。吃音者と非吃音者に言語課題と非言語課題を運動課題としてやらせたときのCNVを比較した。結果は言語課題のCNVの振幅は吃音者より非吃音者の方が大きくなった。吃音者では、どもりやすい語を云うほうがどもりにくい語を云う場合よりCNVの振幅は小さくなった。このことは、吃音者の発語（殊に吃音語を云う）への意欲が低いことを表しているのではないかと考えられる。

左右の半球のCNVの差については、右利きの話者のCNVは左半球において大きな変移がみられるという報告もあるが、ツィマーマン（Zimmermann）らは、言語課題のCNVが必ずしも左半球に大きな変移を示すわけではなく、殊に吃音者ではよりさまざまな半球間の関係があると述べている。最近の認知科学的研究から、覚醒や情動処理に右半球が重要な役割を果たしていることがわかってきた。吃音者と非吃音者における言語課題のCNVの半球差に関する結果は、注意や意志、あるいは情動処理における右半球の重要性を示しているとも考えられる。

インガム（Ingham）らは、「発達性吃音者は中枢神経系の機能不全があり、それはたぶん遺伝的に起因する」という考え方が本当かどうかをPETによって調べた。二十九名の右利き男性（十名は成人の発達性吃音者、十九名は成人非吃音者）の安静時のPETを測定した。測定領域は発話の関与すると考えられてきた左右半球のそれぞれ三十七の領域が選ばれた。MRI画像と整合性の高い神経外科学的地図に準拠して測定位置が決められた。その結果、発達性吃音者が安静時の脳血流の異常と関連があるという最近の提言を支持するものではなかった。むしろ、発達性吃音者の脳は本質的には正常な機能をもつ脳であることを示している。

では、発話時ではどうだろうか。児嶋（二〇〇一）によると、最近の脳画像法による研究では声を出すか否かにかかわらず語音認知には聴覚連合野とともにブローカ（Broca）野が活動し認知と発語の中枢機構は相互作用していることがわかった。呈示された文章の音読時のPET画像では不思議なことに聴覚連合野が賦活されない。ところが被験者の発声した音声に周波数あるいは時間的加工をして聞かせると一次聴覚野・聴覚連合野に活動がみとめられた（Hiranoら一九九七）。大人の場合自ら発した声が予期せぬ聞こえ方をすることで聴覚フィードバックが働くものと考えられる。

ド・ニル（De Nil）ら（二〇〇〇）は吃音者と非吃音者にイメージ性の低い三音節からなる二十五語のリストを黙読・音読させその時のPET画像を三次元統計処理を行って比較した。その結果、

(1)吃音者は黙読時では左前帯状皮質野が左下前運動皮質野と同様有意に活性化した。これは言語の予期的スキャニングの増加と、潜在的構音処理の増加を反映し

ているとド・ニルらは推測した。

(2)黙読時には見られなかった傾向、すなわち吃音者は音読では非吃音者に比べて右半球が活性化されるという傾向が見られた。

この結果は他の研究者からも報告されている。ド・ニルらはその理由がはっきりしないと述べているが、ディーコン（Deacon）（一九九九）の側性化（大脳両半球の機能表象の違い）の観点から考察するとわかり易いのではなかろうか（府川　二〇〇一）。ディーコンによると「大脳右半球は発達中も成熟後も言語処理に深く関わっている。音声分析・語処理の機能と競合するもう一つの重大な言語機能にことばの韻律がある。右半球はこれに重要な役割を果たしている。音素と語の分析を左半球に、韻律処理を右半球にバイアスすることにより高速言語処理を両半球が相補的に機能を果たす。」吃音者は音読に際して自己の発話の韻律に常に警戒しそれをチェックしようとする。そのため、右半球が活性化するのではなかろうか。

吃音者の喉頭調節

発声発話の際に、声帯の内転・外転に基づく声門面積の変化を経時的に記録する方法を光電グロトグラフィーという。カントゥア（Conture）ら（一九八六）は、光電グログラムから声帯外転尺度という指標を導き出した。そして、その発声時のパターンを定型・非定型・中間の三つに分け、吃音児八名と非吃音児八名について検者の発話を復唱させるという実験パラダイムによって分析し比較した。課題は四個のCVC（子音・母音・子音）単語でありキャリーセンテンスの中に埋めこまれている。分析は一見流暢に聞える発話についてなされた。結果（図33）は母音においては声帯外転尺度は吃音児・非吃音児ともに定型パターンを示した。子音母音／母音子音の渡りにおいては、非吃音児が定型パターンを有意に多く示すのに対して、吃音児は定型パターン・非定型パターンはほぼ同数であり、中間型もみられた。吃音児は音の渡りにおいて、非吃音児ほど喉頭調節の動きを安定的に調整することができないことが明らかとなった。

吃音者の喉頭調節の不安定性については、吉岡（一九八六）の光電グロトグラフィーによる観察が非常にわかりやすい。

吃音者の聴覚情報処理

(1)大脳皮質における聴覚情報処理

吃音者の大脳皮質における語音の聴覚情報処理の一つの特徴を、両耳分離聴（di-

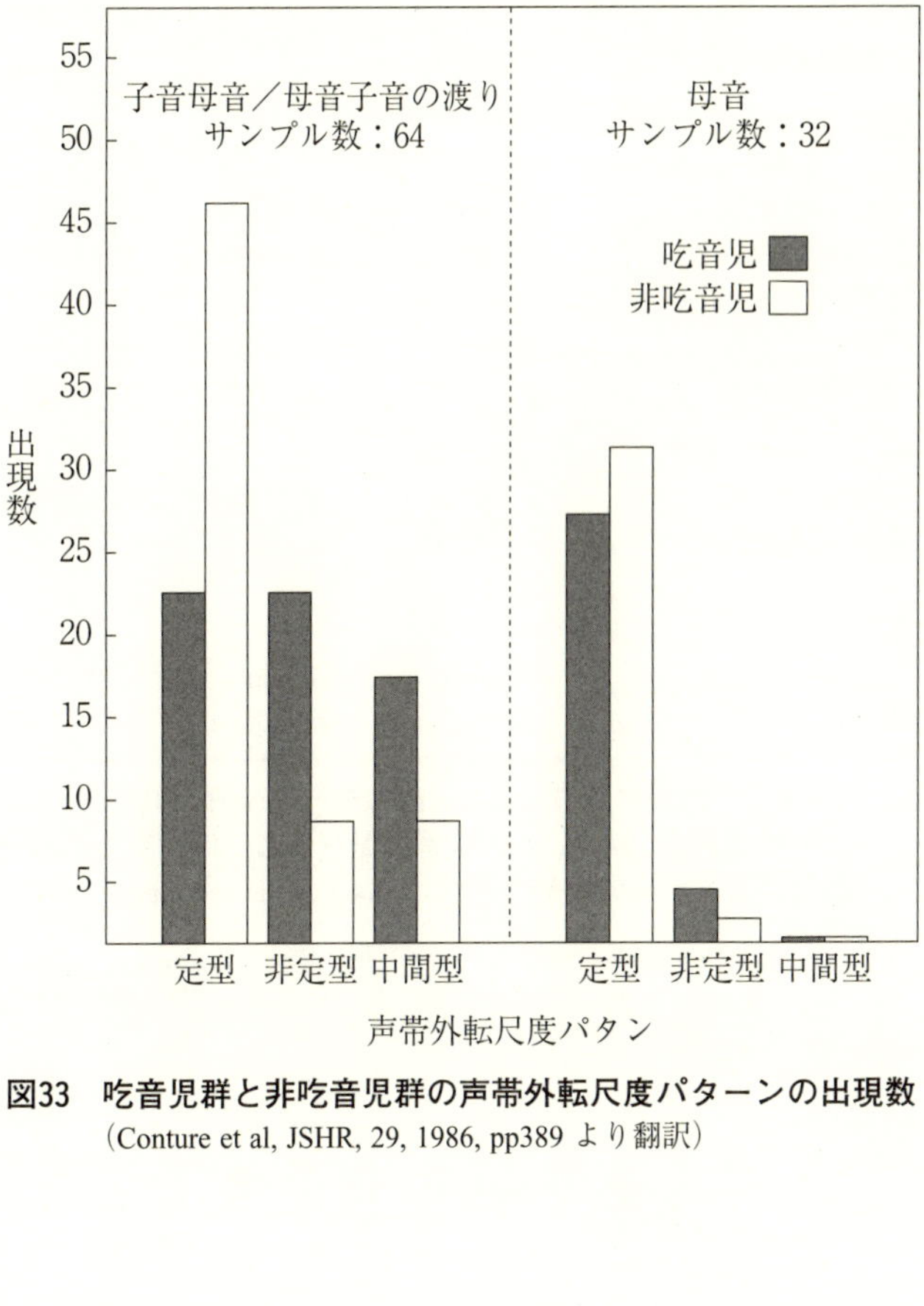

図33　吃音児群と非吃音児群の声帯外転尺度パターンの出現数
（Conture et al, JSHR, 29, 1986, pp389 より翻訳）

実施時期・群	右耳優位	利き耳の優位性に差なし	左耳優位
Time 1（各群　51名）			
吃音男児群	27（53%）	14（27%）	10（20%）
非吃音男児群	45（88%）	4（ 8%）	2（ 4%）
Time 2（各群　14名）			
吃音男児群	8（57%）	4（29%）	2（14%）
非吃音男児群	11（79%）	1（ 7%）	2（14%）
Time 3（各群　11名）			
吃音男児群	7（64%）	2（18%）	2（18%）
非吃音男児群	9（82%）	1（ 9%）	1（ 9%）
実施時期全体では			
吃音群（76名）	42（55%）	20（26%）	14（19%）
非吃音群（76名）	65（85%）	6（ 8%）	5（ 7%）

表12a　Time 1（1976年）、Time 2（1981年）Time 3（1982年）に行った吃音男児（76名）、非吃音男児（76名）に対する両耳分離聴法による利き耳の数と割合（Blood, JSHD, 1985, pp69, ）

chotic listening test）によって知ることができる。

　ブラッド（Blood）（一九八五）は、七十六名の吃音児（七―十五歳、軽・中・重・最重度）と対照群として七十六名の非吃音児を被験者として、両耳分離聴法による利き耳を調べた。課題は百二十対のCV音節で、反応は聞こえた音節を目前のカードから選んで指差すという方法で利き耳が決定された。結果は（表12a）のようになり、非吃音児群は圧倒的に右耳優位であるのに対して、吃音児群は右耳優位・左右の優位性に差が

被験者群	年齢レベル		
	7～9歳 各群27名	10～12歳 各群28名	13～15歳 各群21名
吃音男児群			
平均	+.058*	+.079*	+.157
標準偏差	.251	.240	.210
非吃音男児群			
平均	+.188	+.201	+.180
標準偏差	.136	.144	.153

＊Duncan's Multiple Range past-hoc comparisonによる吃音群と非吃音群の優位性検定（p＜.01）

表12b　各年齢レベル（7―9歳、10―12歳、13―15歳）における吃音男児群と非吃音男児群の利き耳スコアー（R－L／R＋L）の平均値と標準偏差
Rは右耳からの正答音節数、Lは左耳からの正答音節数
（Blood, JSHD, 1985, pp69, ）

ない・左耳優位の三グループに分かれる。年齢による利き耳スコアーは（表12b）となり、十二歳までの群では吃音児群の右耳優位は非吃音児群に比べて有意に少ないことがわかった。一方、十三―十五歳の年齢群になると、吃音児群と非吃音児群の利き耳の程度に有意差はなくなる。重傷度との関係は、はっきりしなかった。

吃音児群は非吃音児群に比べて、大脳皮質における語音の聴覚情報処理が単一ではなく（非吃音児は左半球優位であるが、吃音児は半球優位性があいまい）、異種混交の集団であることを示唆している。また皮質における語音の聴覚情報処理の側性化は、吃音児はより年長になって完成する可能性も示唆している。

ディーコン（一九九七）は、言語と脳の側性化について次のように述べている。「側性化は脳――言語共進化の結果によって生じた特性である。…側性化は幼少期の言語と手の技能発達によって駆動される力動的過程と見なければならない。……そもそも右半球は非言語半球ではなく、発達中も成熟後も多くのレベルで言語処理に深くかかわっている。…音声分析と語処理と競合するもう一つの言語機能に言語の韻律がある。右半球はこれに重要な役割を果たしている。…脳では、音声分析と発声制御が韻律と音素という二つの異なるモードで同時に行われる必要がある。これらの課題は同じ脳野（おそらく古典的ブローカウエルニッケ野）を奪い合う可能性があり、互いに干渉すると思われる。…韻律情報は特定語句への背景にモニターされる。この背景機能の表象を右半球に、音素と語の分析を左半球にバイアスすることで、並列的にほとんど干渉なしに情報処理がなされるだろう。…言語処理について、両半球とも本質的な相補的な機能を果たす。…手の側性化は音声――聴覚側性化に先立って進化したものだろう。両手利きだからといって、いかなる選択的不利の証拠もない。しかるに言語処理に限って『側性化のあいまいな脳』は言葉の情報処理速度の進化増大の中で、ますます不利になった。」

以上のディーコンの考え方からみても、言語処理における脳の側性化が曖昧であったり、遅れたりしている可能性のある吃音児者にとって、高速の音声情報処理がいかに困難であり不利であるか理解できる。

(2) 皮質下における聴覚情報処理

ニューマン（Newman）らは、吃音者の皮質下における聴覚情報処理を、聴性脳幹反応によって調べた。二十二名の男性吃音者（十六名は現在吃音あり、六名は回復した吃音者）、十二名の女性吃音者（七名は現在吃音あり、五名は回復した吃音者）、二十二名の男性非吃音者と十二名の女性非吃音者の聴性脳幹反応（聴覚刺激の立ち上がりから脳幹の聴覚路の電気的活動の開始までの潜時）を測定した。音刺激はクリック音で提示され、通常の条件とストレス条件とで聴性脳幹反応がどう変わるかを各群で比較した。結果は、（図34）ストレス条件において聴性脳幹反応の潜時の平均は各群で全体にやや長くなることがわかった。さらに、男性吃音群のストレス条件における潜時のバラツキが両耳とも他の群に比して大きくなる等の傾向がみられたが、結果を分散分析すると聴性脳幹反応は非吃・吃・回復した吃の三群間に有意差はなかった。ま

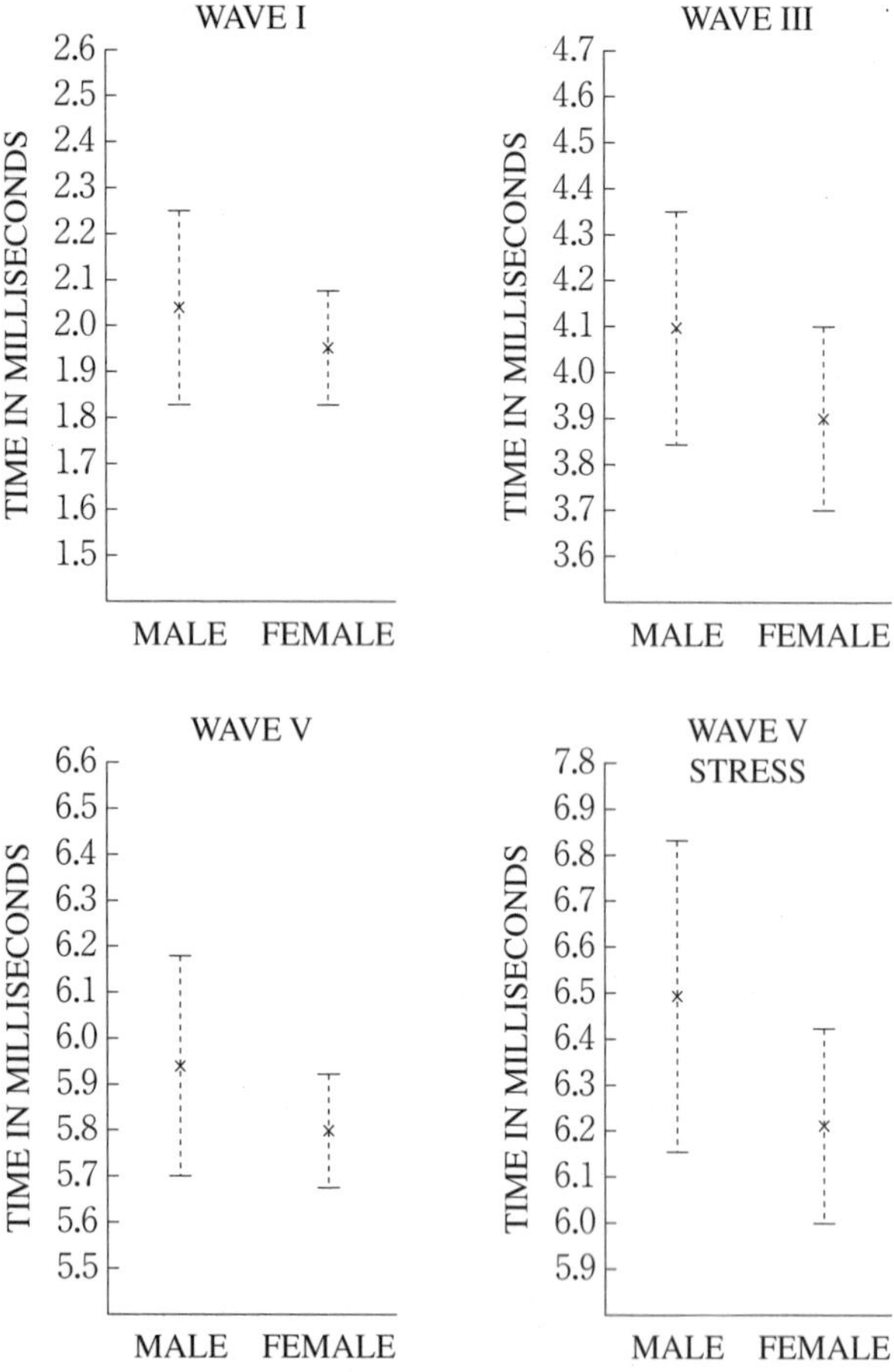

図34　聴性脳幹反応潜時の性差（Newman et al., 1985）
Ⅰ波、Ⅲ波、Ⅴ波、ストレス条件下のⅤ波潜時の平均と標準偏差

た右耳・左耳の潜時にも有意差はなかった。さらに正常条件とストレス条件の間にも有意差はなかった。ただ一つ有意差がみられたのは性差であった。聴性脳幹反応は、女性のほうが男性より有意に速いことがわかった。このことは、吃音発症の性差を説明するのに役立つのではないかという新たな問題提起となる。

そもそも、脳幹と言語の関連については、ペンフィールドとロバーツ（Penfild & Roberts）（一九五九）が、次のように述べている。「高位脳幹と両側の大脳皮質の聴覚野とにインプルスが受けとられて、高位脳幹と左半球との間に相互作用が起こった後に、インプルスは両側の大脳皮質の運動野を通過し、そこから言語に用いられる諸筋肉に至る最終共通路に達する。…自発性言語は、これらの行程が行われる間に可能となるのである。」聴性脳幹反応が速いということは、発話の了解や産生も素早く行われる可能性を示唆している。すなわち、発話の産生（speech production）の熟練とか自動性が、女性は男性に比べて形成されやすいのではないかと考えられる。

吃音と自律神経系の機能

吃音と自律神経系の関係を多くの症例で組織的に研究したのはセドラコーヴァ（Sedláčkková）（一九六三）である。四歳から二十六歳までの吃音と早口症の患者二百十四名について、自律神経系の緊張（多かれ少なかれ永続的な機能の状態）を脈拍、血圧、血液図によって調べた。その結果、百二十六名（五九％）は正常な緊張状態を示し、四十五名（二一％）は迷走神経緊張症と判別され、三十四名（十六％）は交感神経緊張症と診断され、九名（四％）は両神経緊張症であった。すべてのグループにおいて、一定の刺激に対する自律神経系の興奮（反応が速く生じ、短時間に変化する能力）の増大があった。自律神経系の緊張及び興奮性と、吃音の重症度および予後については左記のように要約している。

①自律神経系の正常な緊張状態の患者で、正常な興奮性をもつ吃音者は軽症が多かった（軽症対重症は二対一）。また、予後も良好（症状の更なる軽快）であった。

②自律神経系の正常な緊張状態の患者で、交感神経への興奮性が増大する患者では、軽症と重症の比は一対一であった。

③自律神経系の緊張状態が正常範囲から逸脱した交感神経緊張症・両神経緊張症については、興奮性の如何を問わず重症患者が優勢を占めた。

④特に、迷走神経緊張症の吃音患者の予後は最も良くなかった。

5　吃音と遺伝

二十世紀末からヒトゲノムの解析が世界各地ですすめられ、多くの疾病の遺伝子レベルの解明が進んでいる。吃音についてはまだ解明されてはいないが過去の研究を振り返ってみよう。キッド（Kidd）（一九八〇）は、吃音は遺伝子の多型遺伝形質に関係があるのではないかと考えた。遺伝的多型とは一般集団に一～二％以上の頻度で存在し、親から子へ共優性遺伝し、個体の生存に不利でも有利でもない形質をさす。一九七二年にハリス（Harris）らが電気泳動法で酵素を解析し、サンプルの二八・二％が多型性であることを明らかにした。ヒトの多型遺伝形質の例としては、血液型・細胞表面抗原・赤血球酵素・血清蛋白質・ＤＮＡの**RFLP**（制限酵素断片長多型）などがある。キッドは吃音の家族発症率（family incidence）に関する調査の結果、単一主座モデル（図35）の適合度が高いことを示し、吃音は多型遺伝形質に起因し環境要因とあいまって発症するのではないかと述べている。しかし、コックス（Cox）らは吃音は多因子遺伝の可能性が高いと考えた。

多因子遺伝には二つの形質が関与している。一つは量的形質であり、他の一つは閾

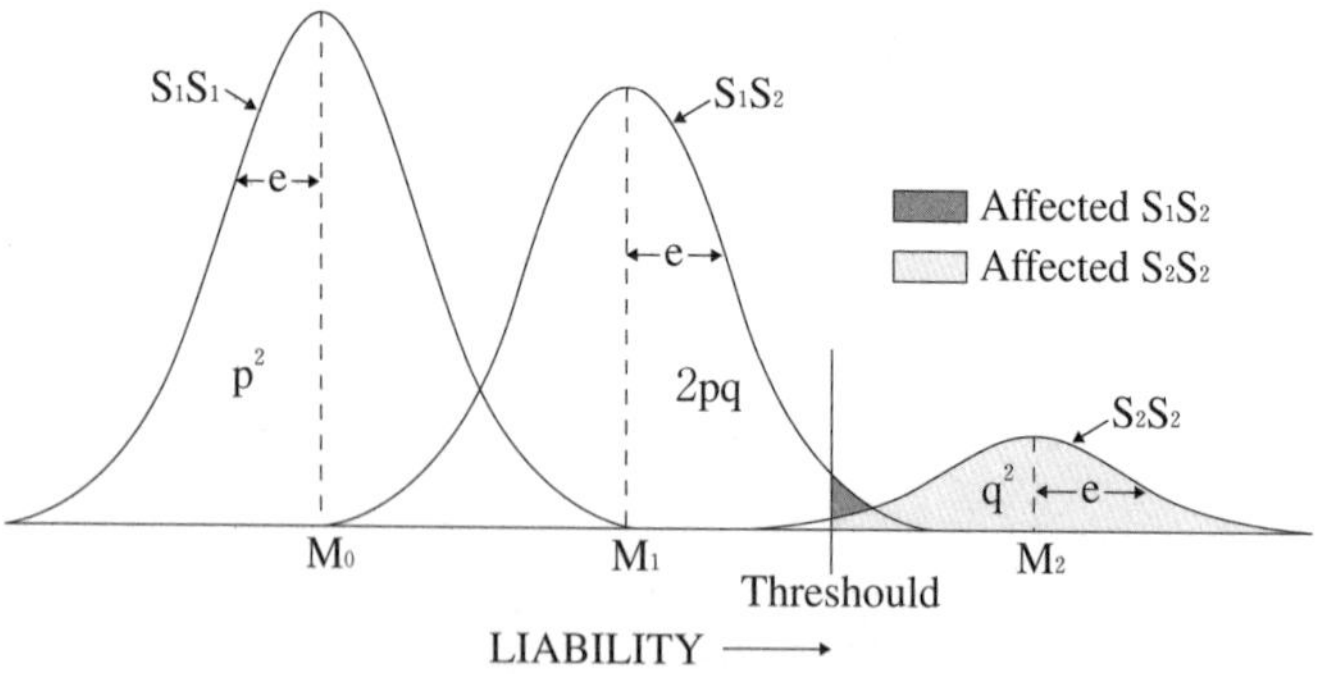

図35　吃音の遺伝学的モデルとして適合度の高い単一主座モデルの模式図．一つの遺伝子座に二つの対立遺伝子をもつ時の三つの遺伝子型の相対頻度はp^2, 2pq, q^2である。qは吃音に感受性の高い対立遺伝子の頻度を表す。各遺伝子型は吃音にかかりやすさの平均（M）と標準偏差eで示される環境要因によるバラツキがある．閾値（Threshold）をこえると吃音が発症する．（Kidd, 1980）

形質である。ことばの流暢性は、知能や身長や血圧などと同様に連続した量的形質と考えられる。量的形質は一個の遺伝子で決定されるのではなく、多数の遺伝子の相互作用で決定される。閾形質は、吃音になりやすさ（易羅病性）という量的形質を仮定すると、その連続尺度上に境界値（閾値）が存在し、個体の罹病性がこの閾値を越えたとき発症することをいう。この考えによると、吃音者と二分の一の遺伝子を共有する第一度近縁者（親・同胞）のうち、閾値を越えている者の吃音発症率は一般的吃音発症率に比べて高くなる。吃音の発症率（incidence）は、最も信頼性の高い数値としてアンドリューとハリス（Andrews & Harris）の縦断研究の結果から、ほぼ五％といわれている。閾仮説での第一度近縁者の発症率は一般頻度の平方根といわれていることから、吃音者の第一度近縁者の吃音発症率は理論上は約二二・四％となる。

フェルゼンフェルト（Felsenfeld）の文献研究によると、吃音者の家系調査による第一度近縁者の吃音発症率は親についてはケイ（Kay）では二五・九％、Kiddでは二五・〇％、アンボローズ（Amborose）らでは二七・五％となり、吃音における閾形質の存在が強く示唆された。

人の遺伝子構造の解明が進んでいる現代において、吃音の遺伝学的研究はスピーチの流暢性を構成する遺伝因子を同定し、いかなる環境要因が負荷されると発症するか、さらに回復したり増悪する要因は何かを明らかにすることと考えられる。

6　吃音者の発声発語中枢制御

随意運動の中枢制御

随意運動とは、運動の開始や停止、他の運動への移行が大脳の意志の指令によって

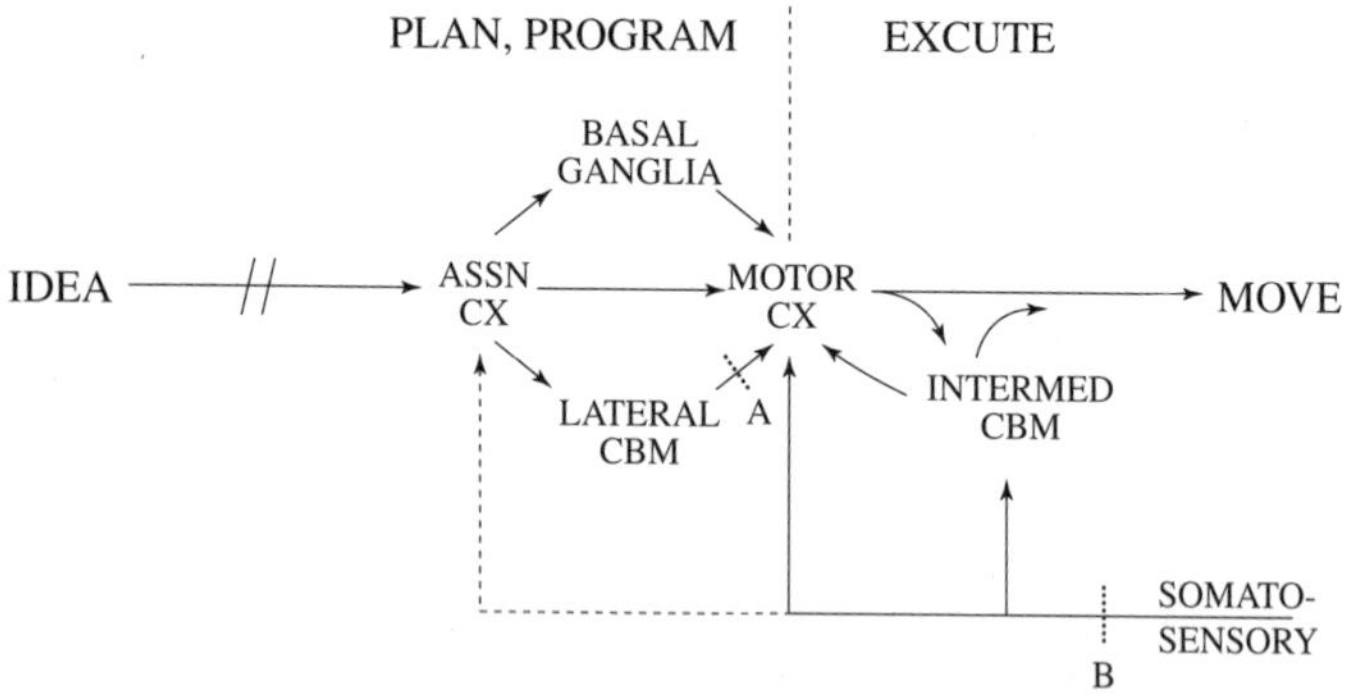

図36　随意運動の立案・実行・制御に関するアレンと塚原のモデル（1974）ASSN CX（連合反質）MOTOR CX（運動野）BASAL GANGLIA（大脳基底核）LATERAL CBM（小脳外側部）INTERMED CBM（小脳中間部）SOMATO-SENSORY（体性感覚）

Allen,G. I. & Tsukahara. N. (1974) Cerebrocerebellar communication systems. Physiological Review, 54. 957-1006. より引用

行われる運動をいう。随意運動の研究は、無麻酔状態で動物（主にサル）に随意運動を学習させ、脳の神経細胞の活動を記録するという技術的進歩によって可能になった（エバーツEverts,1966）。随意運動の発現には大脳皮質ばかりでなく基底核・小脳が深く関与していることをAllen & Tsukaharaは一九六〇年代に為された神経回路の解析データを基に整理し、随意運動の発現時の各脳部位の機能の位置付けを（図36）で示した（アレンとツカハラAllen & Tsukahara, 1974）。

ローランド（Roland）（一九八

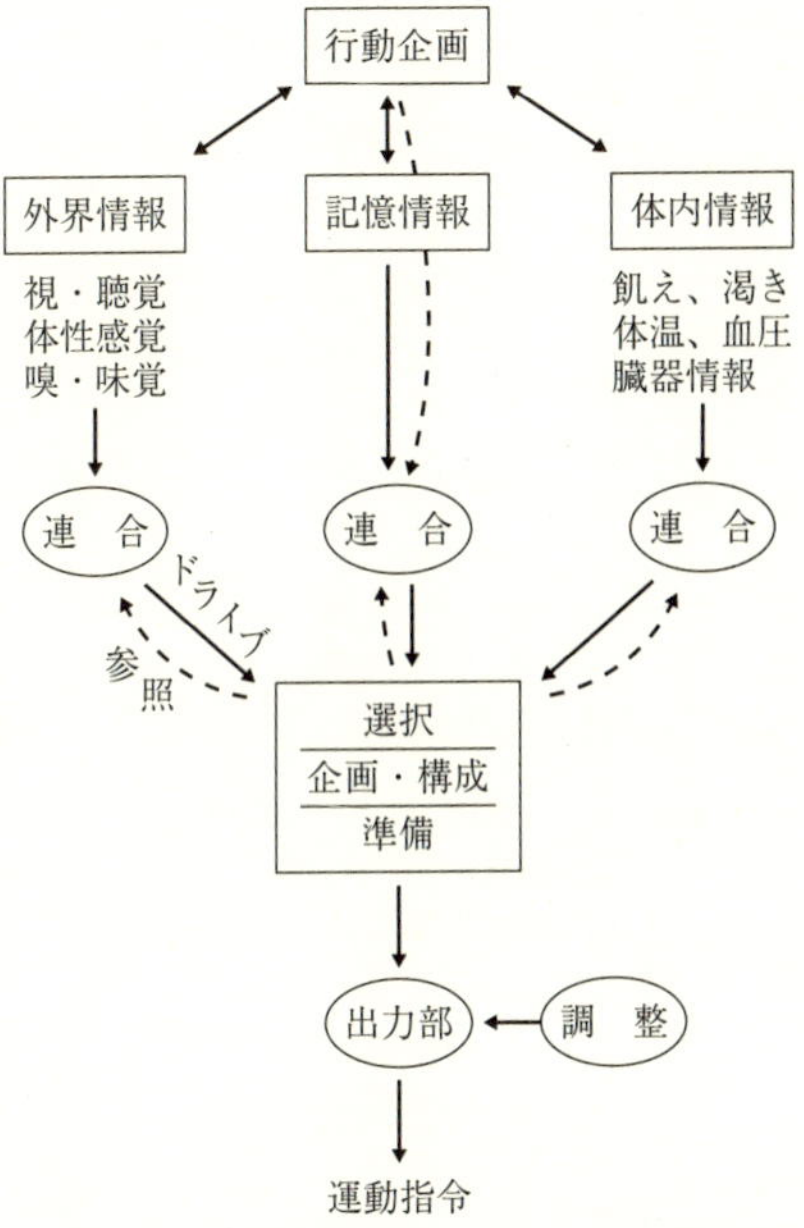

図37　（丹治順．1994）岩波講座　認知科学4．運動

〇）の脳血流計測による研究は、補足運動野が随意運動に重要な役割を果たしていることを明らかにした。さらに運動前野・帯状皮質運動野・前補足運動野が随意運動の発現と調節に深く関与していることが明らかになった。特に最近では人の随意運動の脳内プロセスとして随意運動発現までのプロセスに関心が向けられている（図37）。そこでは随意運動の意志と運動企画の形成に外界情報・体内情報・記憶情報の認知・検索が重要なプロセスとなり、注意や情動の働きが深く関与する。大脳皮質、脳幹のほかに扁桃体・海馬が極めて重要な役割を果たしていることも明らかになった。

随意運動は予め企画され、それを第一次運動野から出力され、脳幹・脊髄に伝えられ最終効果器より運動は遂行される。実現された運動は受容器経由の外在フィードバックあるいは受容器を経由しない内在フィードバックによって制御される。

このような随意運動一般の中枢メカニズムは発声発話においても当てはまると思われる。何故ならば発話は最も複雑で高度な随意運動だからである。（図38）はディーコン（Deacon）（一九九九）が示したヒトと他の霊長類の発声発語器官の主な筋群を支配する出力システムである。ディーコンによると「三叉神経核と顔面神経核は顔面と顎を動かす代表的な骨格運動神経核で皮質の運動野及び運動前野の直接支配を受けている。それに対して喉頭と呼吸系の筋は視床下部・扁桃核・帯状皮質のような辺縁系によって間接支配を受ける。…」

発声発語の中枢制御と吃音

随意運動の外在・内在フィードバックの考え方（伊藤　一九七〇）を発声発語に応用してはどうかと筆者は考えた。同様のことが発声発語に起きているとしたら発語の流暢性について何か新しい発見が得られるのではないかと考えた。一九五〇年にリー（Lee）は人工吃音という現象を発見した。発話時の話者の聴覚フィードバックを人工的に遅らせることで吃音に似た発話が生じることを見つけた。筆者はこの現象を追及

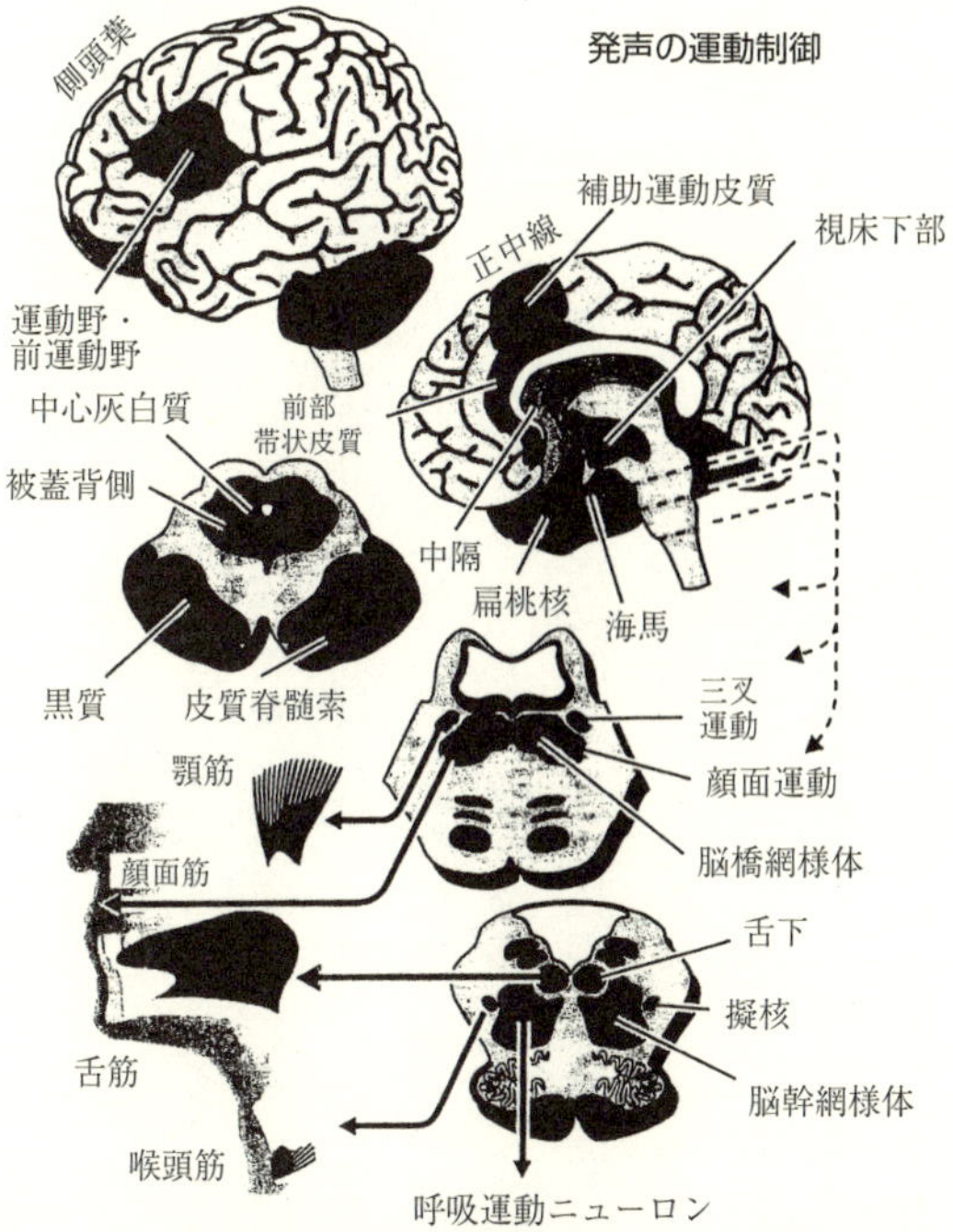

図38　ヒトと他の霊長類の発声器官の主な筋群を支配する出力システム。擬核は喉頭筋を動かす。擬核の周囲とその下の脳幹網様体は呼吸の運動前野である。舌と顔面の筋は皮質の運動野と運動前野の直接支配を受けている。それに対して、喉頭と呼吸系の筋は、視床下部、扁桃核、帯状皮質のような辺縁系によって間接支配を受ける。

（ディーコン著・金子隆芳訳「ヒトはいかにして人となったか」言語と脳の共進化　新曜社　1999年より引用）

することによって、吃音児者が苦悩することばの流暢性の乱れに何らかの一貫した説明がつけられるのではないかと考えた。

遅延聴覚フィードバックと吃音

遅延聴覚フィードバック（Delayed Auditory Feedback: DAF）研究は（図39）のような装置でなされた。健常な児童男女十五名ずつ三群に分け無意味綴りと有意味綴りを一回練習群・十回練習群・三〇回練習群に分けた。練習直後にNAF（Normal Auditory Feedback）条件及びＤＡＦ条件（遅延時間〇・二秒）で音読させ、音読の流暢性の変化をＤＡＦ指標（I−CMR比）で測った。実験はＤＡＦシステムⅡを用いた（府川 一九八一）。その結果（図40）音読練習によるＤＡＦ指標は有意差があった。練習すると外在フィードバックの遅れの影響が少なくなることがわかった。また練習によるＤＡＦ指標は女性では有意に減少したが男性では有意差はなかった。

健常な若者（十八歳から三十三歳）に五つのＤＡＦ条件（〇・一五、〇・二、〇・三、〇・四、〇・五秒）（図39）で易しい童話と難しい学術論文（図41）を読ませたときの最も影響をうける度合いをＤＡＦ感受性指標（max｜DAF Index（τ）｜ τ：delay time, ある遅延時間におけるDAF INDEX（ＤＡＦ指標）の絶対値の最大値）で測った。

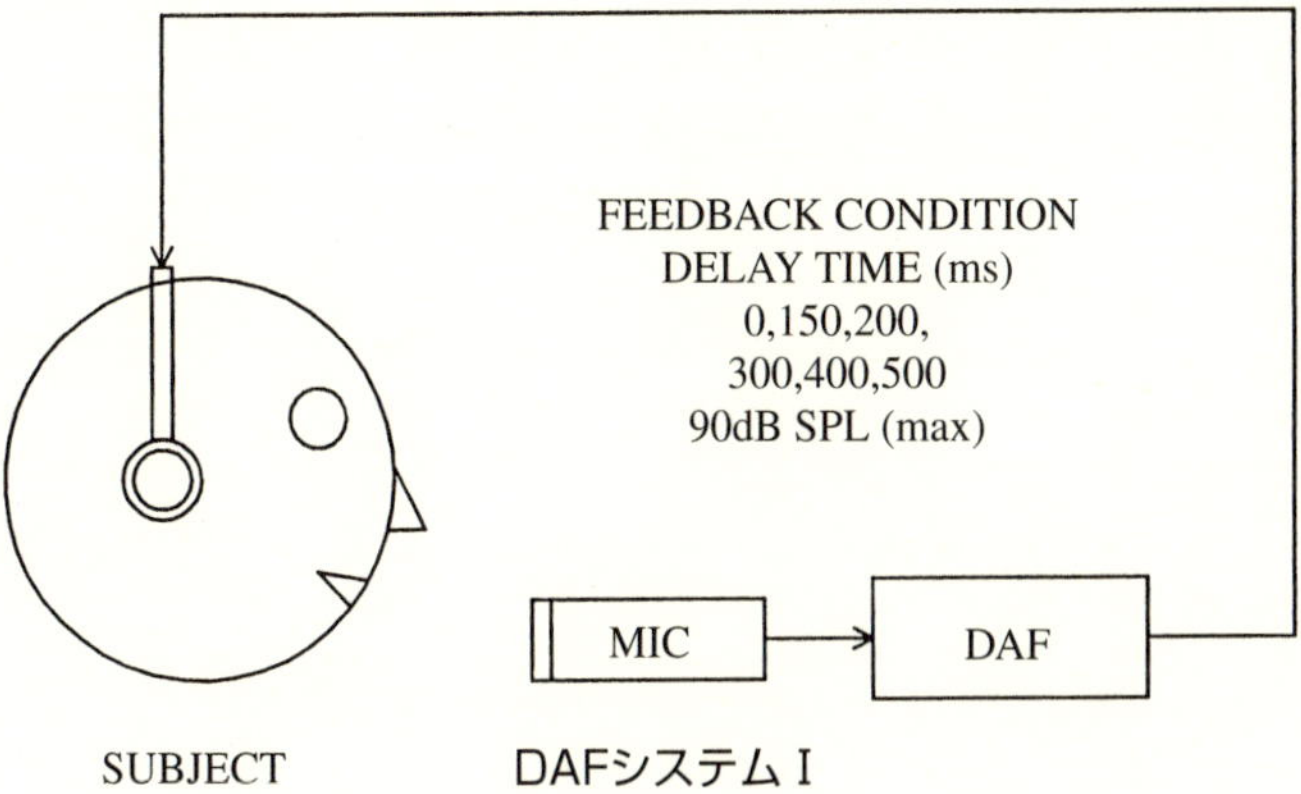

DAFシステムⅠ

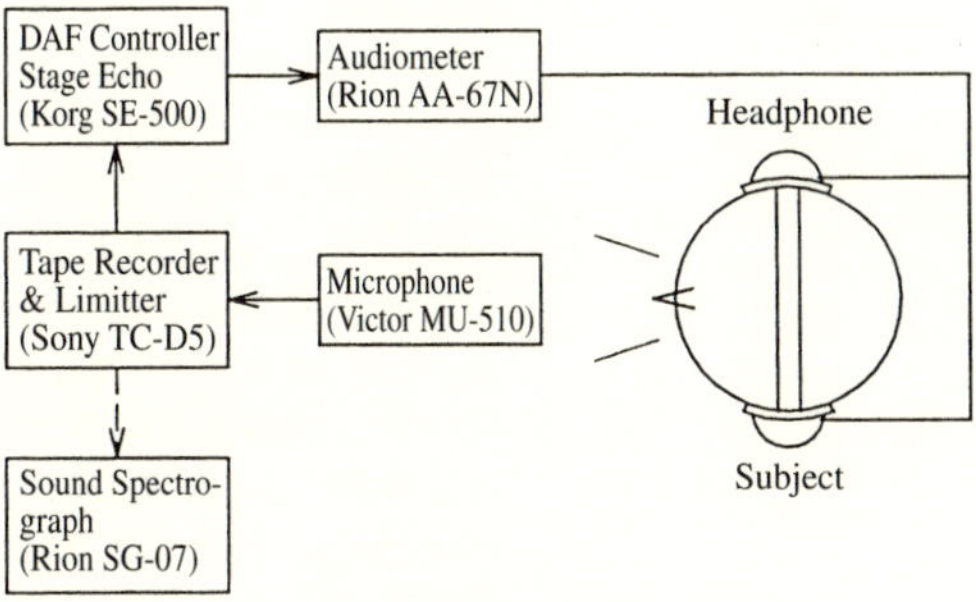

DAFシステムⅡ

図39　本研究のために開発されたDAFシステム

（東京都立大学西村弘之技官によって製作された。1980,1981）

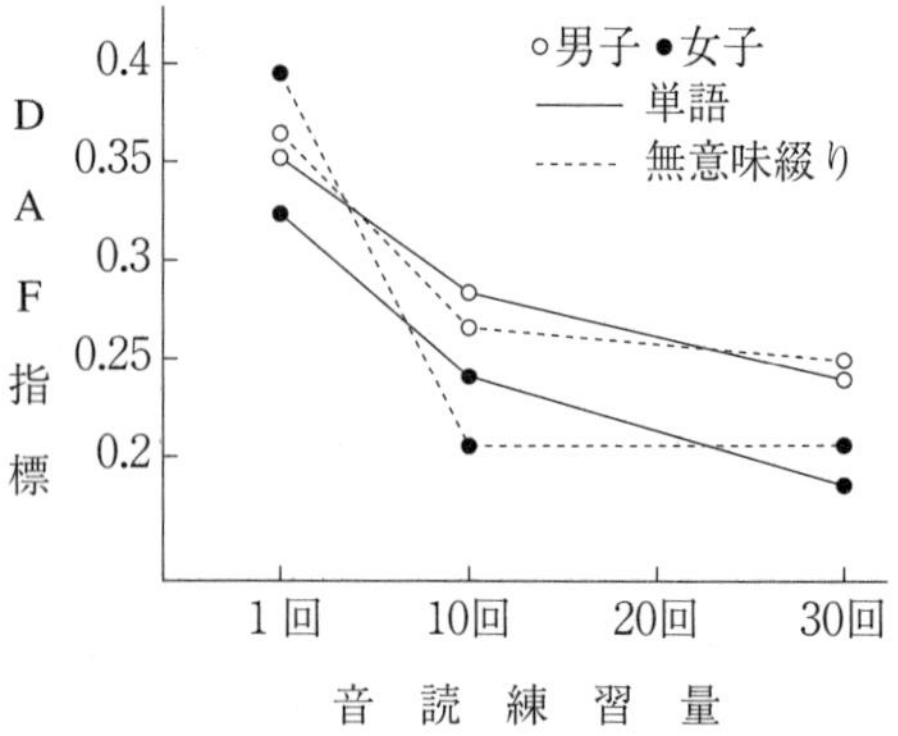

図40　単語および無意味綴りの音読練習量とDAF指標の性差
音読課題：4・5・6モーラから成る有意味単語6個、無意味綴り6個
DAF条件：0.2秒　Delayed Auditory Feedback
被験者：男女各45名（小学5年生）15名ずつ. 1回練習群. 10回・30回練習群に分けた
DAF指標：1-CMR (DAF) / CMR (NAF)
NAF: Noral Auditory Feedback
CMR：1秒あたりの正しい（それと認知できる）モーラ数.
（府川、音声言語医学　Vol 22. No. 2. 1981より引用）

実験はＤＡＦシステムⅠを用いた。結果は（図42）のようになり、課題の難易によってＤＡＦ感受性の性差に有意差が生じることがわかった。易しい童話を読むとき女性は聴覚フィードバックに依存しないで内在フィードバックを働かせながら音読していくのではないかと考えられた。

岡田の町は、大島火山より古い死火山の、岡田火山の急《きゅう》な海蝕崖《かいしょくがい》を刻《きざ》む谷の中と、その下の小さな平地《へいち》にある。この平地《へいち》は、急崖《きゅうがい》を刻《きざ》む谷を数千年に流れ下《くだ》って、海岸に拡《ひろ》がった大島火山の溶岩《ようがん》扇状地《せんじょうち》なのである。

音読課題「論文」の一例

みつばちは、都《みやこ》への旅《たび》をつづけながらも、せっせと花を見つけだしては、子どもにみつを食べさせ約束《やくそく》どおりに、ちょうちょにも花のあるところを教《おし》えました。

　ちょうちょは、自分《じぶん》では花を見《み》つけようともしないで、たのしそうにひらひらあそんでばかりいました。

　まもなく都《みやこ》につきました。

音読課題「童話」の一例

図41　DAF感受性の性差－音読課題の難易の影響の実験で用いられた音読課題の例（府川・吉田．心理学研究、1988より改変）

童話のＤＡＦ感受性指標を吃音群にも行った結果が（図43）である。吃音者は非吃音者よりＤＡＦの影響を強く受け、とくに吃音男性は非吃音女性より有意にＤＡＦの影響をよく受けていた。ボーデン（Borden）ら（一九八四）のことばの生成モデル（図44）にも示されるように、発話のフィードバックは受容器経由の外在フィードバックと、受容器を経由しない内部フィードバックや反応型フィードバックがあるとされている。

筆者ら（府川一九八〇、一九八一、一九八三、一九八八、Fukawa et al. 一九八八）の一連の研究から次のような結論が導き出された。

(1)男性は聴覚フィードバック依存度の高い認知制御型の発声発語制御をしている。

(2)女性は発話に慣れてくると聴覚依存度が

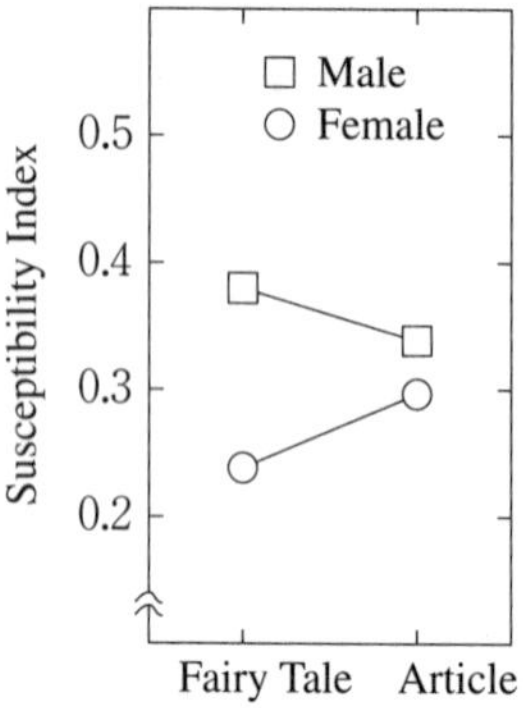

図42　DAF感受性の性差．課題の難易の影響
Fairy Tale：音読課題が童話
Article：音読課題が地質学者の論文
（府川・吉田．心理学研究. vol. 59. No. 3．1988より引用）

減り、反応型フィードバックや内部フィードバック等による自動制御型発声発語制御をしている。

(3) 吃音者は聴覚依存度の高い認知制御型発声発語制御をしている。

本来発声発話は他者の発話を聴くことによって音響的目標値を形成してきた。

話者は自身の脳の中に形成された音響的目標値を実現するべく構音運動を行い、自分の声を聴覚フィードバックで確認し修正することを繰り返しながら音響的目標値と同型の構音運動プログラミングを脳内に形成していく。熟練すると反応型フィードバックや内部フィードバックによって自動化され速度や流暢性が増す。女性にはこのような自動制御型の発話制御系が男性より速やかに形成される傾向があるのではなかろうか。

吃音者は自動制御型の発話制御の系の形成が遅いか弱いかの素質的な特徴があり、

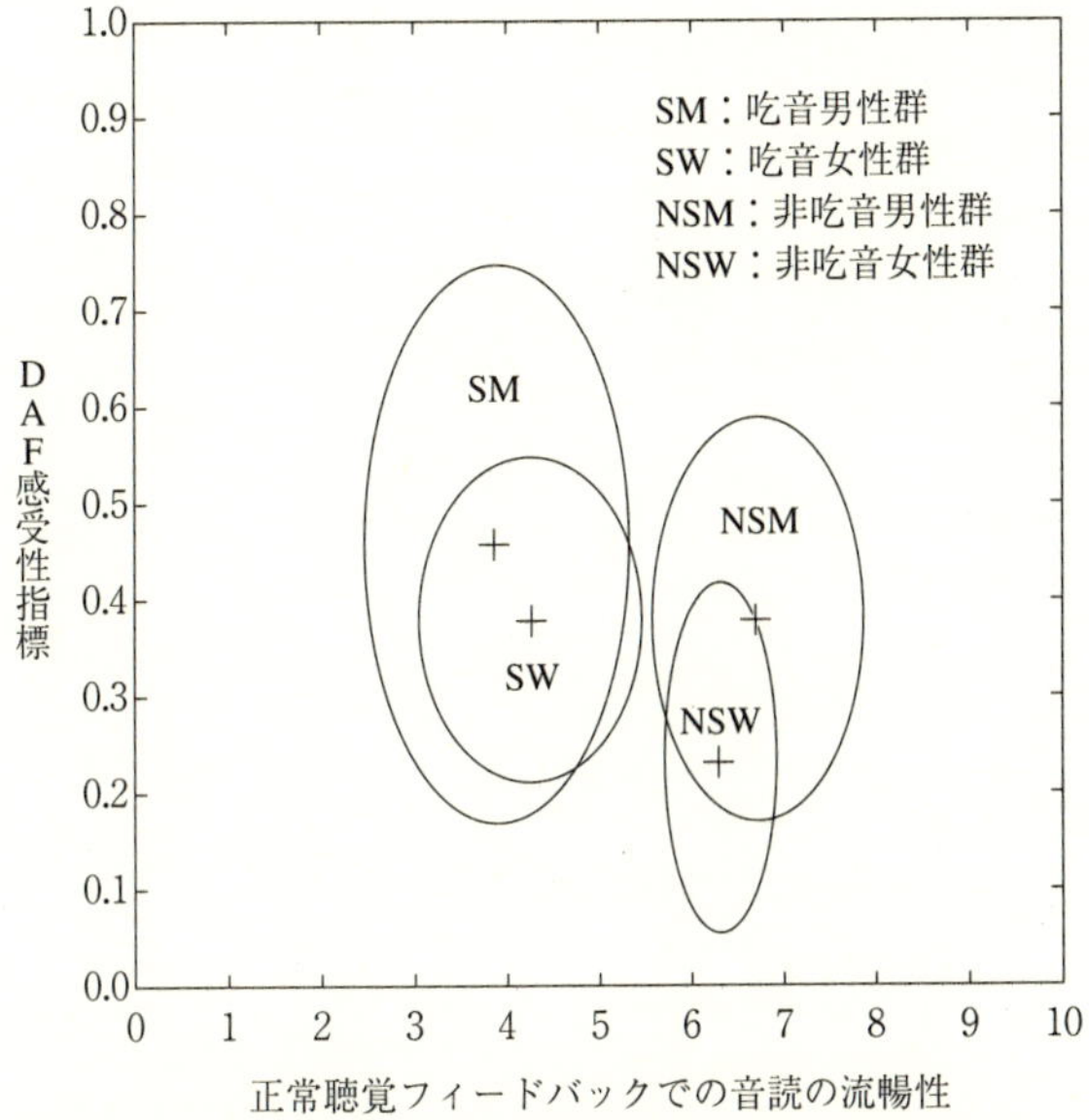

図43　童話の音読における吃音者群、被吃音者群のDAF感受性指標の群別分布の信頼楕円
(Fukawa et al. 1988, pp477 より翻訳)

自己の発話を認知制御型で進めていくことになる。やっと多語文が話せるようになった吃音幼児が、母親のように流暢な早い会話を真似ようと認知制御型の発話制御で行うと、修正ややり直しの非流暢な発話になる。そのことへ母親や他の大人、友人からの注意や叱責、からかいにより自己の発話へのネガティブな評価と情動が形成されていく。それらの情動は辺縁系を通して呼吸や発声

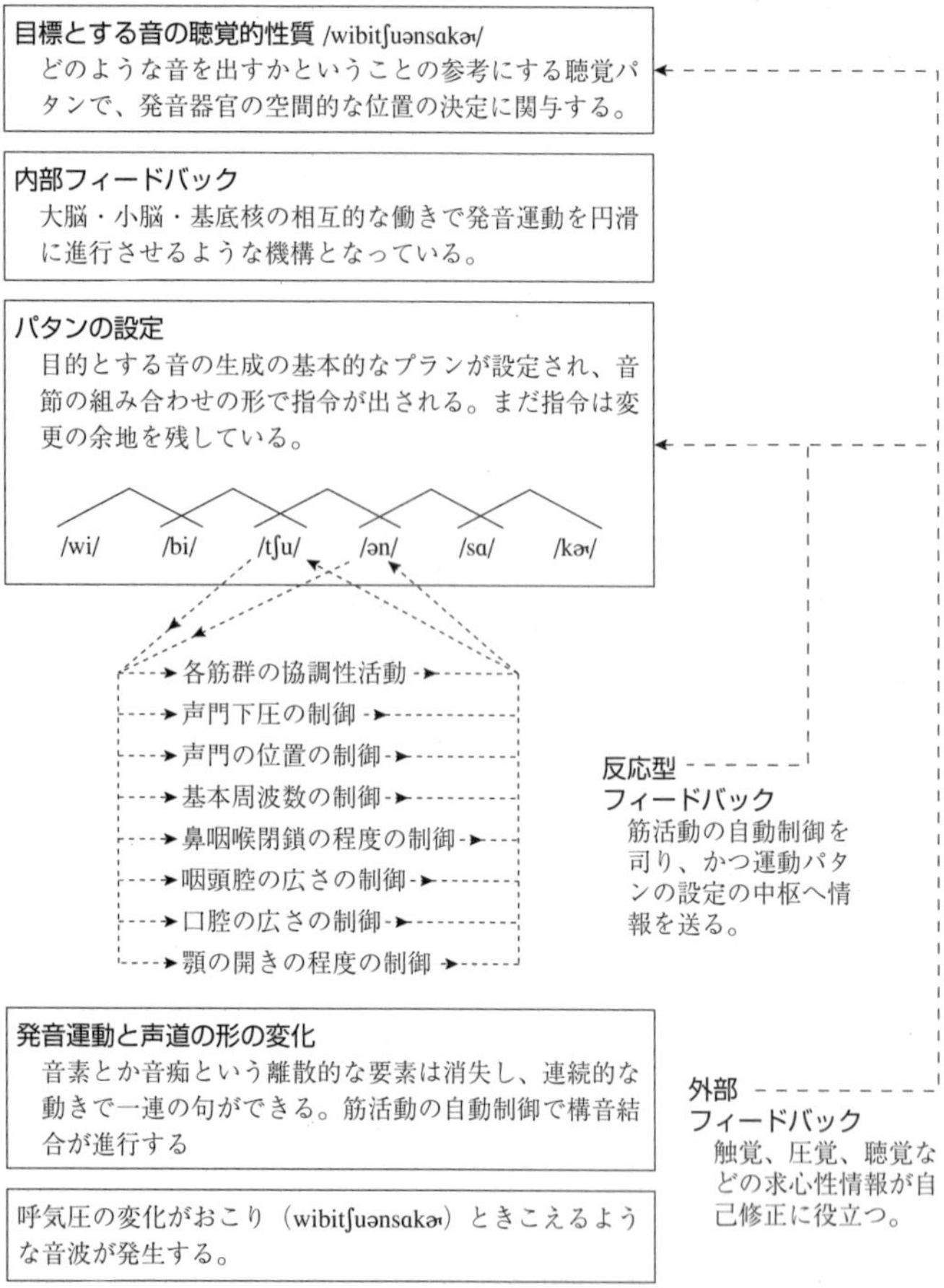
目標とする音の聴覚的性質 /wibitʃuənsakɚ/
どのような音を出すかということの参考にする聴覚パタンで、発音器官の空間的な位置の決定に関与する。
内部フィードバック
大脳・小脳・基底核の相互的な働きで発音運動を円滑に進行させるような機構となっている。
パタンの設定
目的とする音の生成の基本的なプランが設定され、音節の組み合わせの形で指令が出される。まだ指令は変更の余地を残している。
/wi/
/bi/
/tʃu/
/ən/
/sɑ/
/kɚ/
各筋群の協調性活動
声門下圧の制御
声門の位置の制御
基本周波数の制御
鼻咽喉閉鎖の程度の制御
咽頭腔の広さの制御
口腔の広さの制御
顎の開きの程度の制御
反応型
フィードバック
筋活動の自動制御を司り、かつ運動パタンの設定の中枢へ情報を送る。
発音運動と声道の形の変化
音素とか音痴という離散的な要素は消失し、連続的な動きで一連の句ができる。筋活動の自動制御で構音結合が進行する
外部
フィードバック
触覚、圧覚、聴覚などの求心性情報が自己修正に役立つ。
呼気圧の変化がおこり（wibitʃuənsakɚ）ときこえるような音波が発生する。

図44　ことばの生成モデル（“we beat you in soccer” の発話の例）
（Borden & Harris，廣瀬訳：ことばの科学入門, 1984, pp155）

への間接的影響を強め重度の吃音者が示す呼吸と発声の停止という症状を作り出していく。

吃音の治療は吃音者の発話制御が認知制御型であることを踏まえて進めて行く必要がある。ここに吃音治療における「認知行動療法」の有効性を明瞭に示すことが出来る。

吃音児ははじめ滑らかに話せないことに戸惑いを感じるが、周りの人々の反応などが加わって、流暢に話せないことに不安感と不快感を感じるようになる。このような情動の発現には辺縁系が関与すると西条（一九九七）は述べている。とくに不快感は左側扁桃体が関与していることがＰＥＴによって示されている。心理的不快感や恐怖は身体の生物学的反応としても見ることが出来るようである。扁桃体は海馬とニューラルネットを組んで、感覚入力の生物学的評価を行い、出力として様々の情動・自律神経系反応・ホルモン分泌を行う（図45）。

吃音を受容するということが如何に大切かはこのことを意味する。生物学的にネガティブな評価をすると、必ず呼吸や発声に影響が出るし不快感の情動が高まる。聞こえてきた自身の発話を「だめだ、だめだ」と評価しないこと。「どもってもいいんだ」と認知の仕方を変えることが大切である。そしてその「吃音の受容」を容易にするの

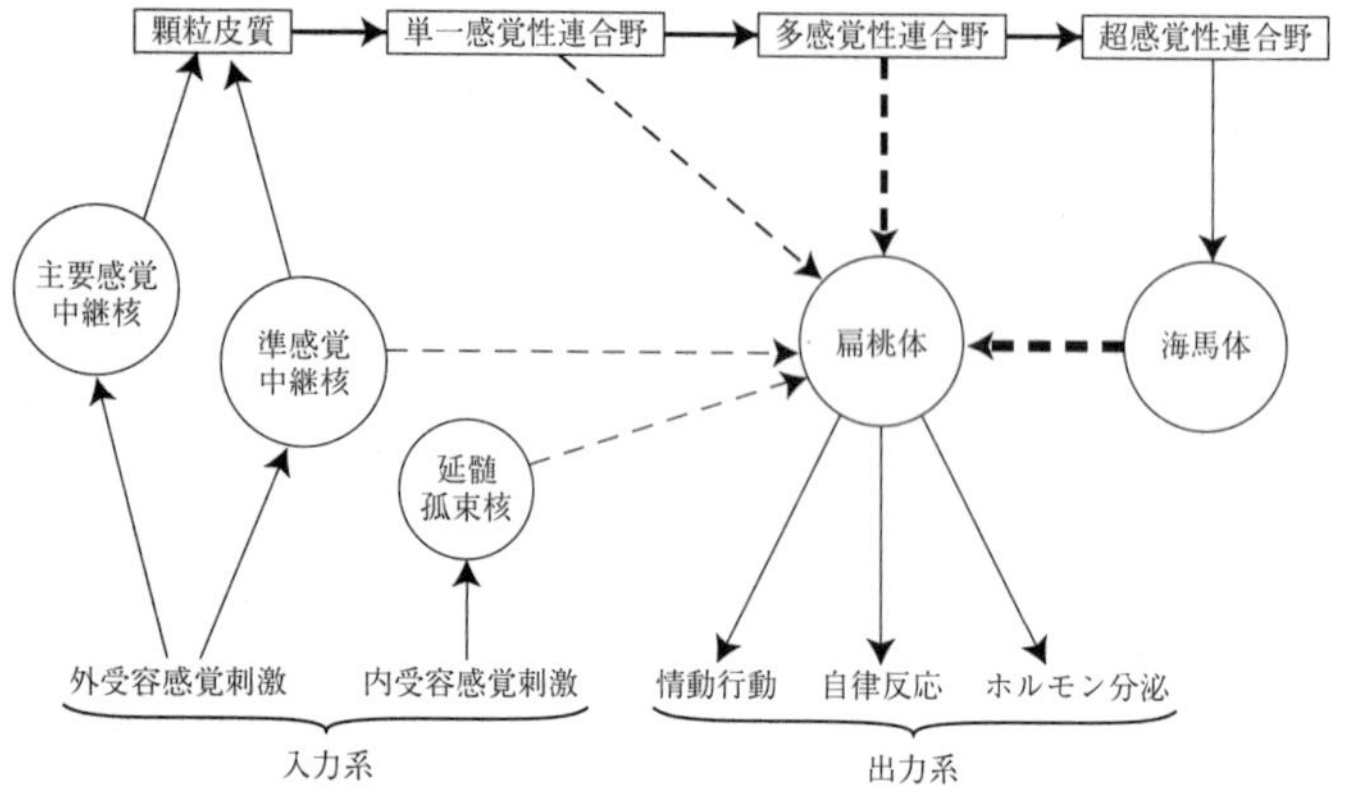

図45 扁桃体への感覚投射と扁桃体からの出力

(LeDoux, 1987を西条が改変．西条寿夫：大脳辺縁系と情動のメカニズム．神経進歩 Vol. 41, 511-531, 1977)

が非流暢な発話行動の改善である。ここに古今より試みられてきた行動療法がある。太古の昔から行われてきた民間療法はそのひとつである。言語病理学では「流暢性形成・促進、吃音改変のアプローチ」といわれる。臨床心理学ではアイゼンク（Eysenck, H. J.）の「行動療法と神経症」（一九六五）にウオルトン&ブラック（Walton,D & Black, D.A.）、ケース（Case, H.W.）、チェリー&サイアーズ（Cherry, C & Sayers, B.）らが多くのケース報告を記載している。行動療法は学習理論に基づいて行動の変容を導き、それによって心理的な苦しみを解消していこうとするものである。（表13）に学習理論に基ずく吃音の軽減を表す。

学習理論に基づく吃音モデル

アイゼンク「行動療法と神経症」

ハルの学習理論による吃音モデル

ハルの公式　sEr ＝sHr×D

sEr ：遂行（吃るという行為）

sHr ：習慣（吃る習慣）

D ：動因（吃ることへの不安）

ハルの修正公式　sEr ＝（sHr×D）－（lr＋slr）

lr ：反応性制止（疲労、飽き）

slr ：条件性制止（ある条件刺激で吃音生起頻度の低減）

ジョーンズの修正sEr ＝（sHr－slr）×（D－lr）

表13　学習理論に基づく吃音モデル

筆者は行動療法による症状の軽減が、認知制御型発話の吃音者に自身の発話の変化を気づかせ自身の発話へのポジティブな情動を経験し、発話への不安を軽減して吃音の受容が容易になるのではないかと考える。生物学的にも情動の安定、自律神経系の安定した活動、正常なホルモン分泌がなされるのではなかろうか。

吃音のケースを次に紹介する。いずれも終了したケースで完快したケース、吃音をもちながらもよい社会適応をして充実した生活をおくっているケースである。個人のプライヴァシーのため不必要な個人情報は削除した。

文献

高橋三郎・大野裕・染谷俊幸　監訳　二〇〇四　DSM-IV-TR　精神疾患の診断・統計マニュアル　新訂版　医学書院

融道男・中根允文・小宮山実監訳　ICD-10　精神および行動の障害　医学書院

府川昭世　二〇〇一　吃音の生理学的側面　アドヴァンスシリーズ／コミュニケーション障害の臨床2　「吃音」Pp19-48　協同医書出版

府川昭世・小沢恵美　二〇〇五　吃音　言語聴覚士テキスト（広瀬肇監修　小松崎篤・岩田誠・藤田郁代編集）医歯薬出版

Bloodstein, O. 1995 A Handbook on Stuttering 5th ed. Chapman & Hall.

Curlee, RF. & Siegel, GM. 1997 Nature and Treatment of Stuttering. 2nd. ed. Pp313-334. Allyn and Bacon.

Van Riper, C. 1963 Speech Correction. 田口恒夫訳　一九六七　ことばの治療―その理論と方法―　新書館

Rosenfield, DB. & Freeman, FJ. 1983. Stuttering onset after laryngectomy. Journal of Fluency Disorders. 8, 265-268.

児嶋久剛　二〇〇一　言語処理の中枢機構　二十一世紀耳鼻咽喉科領域の臨床　Pp25-33 中山書店

Conture, EG., Rothenberg, M. & Molitor, RD. 1986 Electroglottographic observations of young stutterers' fluency. Journal of Speech and Hearing Research. 29, 384-393.

吉岡博英　一九八六　吃音者における喉頭調節について－光電グロトグラフィーによる観察　筑波大学心身障害学研究　10, 39-46.

Johnson, W., Darley, FL. & Spriestersbach, DC. 1963　田口恒夫訳　一九六五　言語病理学診断法　協同医書出版

Ingham, RJ., Fox, PT., Ingham, JC. Zamarripa, F. & Cotton, J. 1996 Functional-Lesion investigation of developmental stuttering with positron emission tomography. Journal of Speech and Hearing Research, 39, 1208-1227.

Blood, GW. 1985 Laterality differences in child stutterers : Heterogenity, severity, and statistical treatments. Journal of Speech and Hearing Disorders, 50, 66-72.

Newman, PW., Bunderson, K. & Brey, RH. 1985 Brain srem electrical responses of stutterers and normals by sex, ears and recovery. Journal of Fluency Disorders, 10, 59-67.

Penfield, W. & Roberts, L. 1959 Speech and brain-mechanisms. Princeton University Press.
上村忠雄・前田利男訳　一九八三　言語と大脳　誠信書房

Sedláčková, E. 1963 Exploration de l'équillibre végétatif dans le bégaiement et le bredouillement. Folia phoniatrica, 15 68-77.

Kidd, KK. 1980 Genetic models of stuttering. Journal of Fluency Disorders, 5, 187-201.

Cox, N., Kramer, P. & Kidd, KK. 1984 Segregation analyses of stuttering. Genetic Epidemiology, 1, 245-253.

Ambrose, NG., Yairi, E. & Cox, N. 1993 Genetic aspects of early childhood syuttering. Journal of Speech and Hearing Research, 36, 701-706.

Allen, GL. & Tsukahara, N. 1974 Cerebro cerebellar communication systems. Physiological Review, 54, 957-1006.

丹治順　一九九四　運動系の生理学（川人光男・佐々木正人・三島博之・丹治順・酒田英夫・村田哲・藤田昌彦　編　岩波講座認知科学講座4『運動』Pp31-72）

伊藤正男　一九七〇　ニューロンの生理学Ⅳ　科学40, 12, 663-670.

Deacon, TW. 1997 The Symbolic Species: The co-evolution of language and the brain. Norton & Company（金子隆芳訳　一九九九　ヒトはいかにして人となったか　言語

と脳の共進化　新曜社）

Lee, BS. 1950 Effects of delayed speech feedback. Journal of Acoustical Society of America, 22, 824-826.

府川昭世　一九八一　遅延聴覚フィードバック効果における朗読課題の熟知度、練習の影響および性差—言語運動の外在・内在フィードバックモデルからみたDAF効果（Ⅱ）— 音声言語医学 22, 151-156.

府川昭世　吉田茂　一九八八　ＤＡＦ感受性の性差　心理学研究59, 144-150.

Fukawa,T., Yoshioka, H., Ozawa, E. & Yoshida, S. 1988 Difference of susceptibility to delayed auditory feedback between stutterers and nonstutterers. Journal of Speech and Hearing Research, 31, 475-479.

西条寿夫　一九九七　大脳辺縁系と情動のメカニズム　神経進歩、41, 511-531.

Eysenck, HJ. 1960 Behaviour Therapy and the Neuroses. Oxford: Pergamon Press.（異常行動研究会訳 一九六五『行動療法と神経症』誠信書房）

7　吃音カウンセリング

①　中学生の症例A

〔はじめに〕

吃音者にみられる症状は、話したり朗読したりするとき流暢に話せないのではないかと思う不安、流暢に話したいという希望（緊張）、流暢に話せなかった後の不快感の記憶である。発声発語の障害としては、多くの場合、言いにくいだろうと予期する音や語に力の入った繰り返し（repetition）、引延ばし（prolongation）、発話阻止（block）がみられ、そのとき、種々の不随意運動を伴うことが多い。また、言いにくいだろうと予期する音の発音困難、言いにくいことばをつかうことを避ける回避反応や呼吸異常などを伴うことも多い。

何らかの障害をもつ人に、一般にみられることではあるが、吃音者も程度の差こそあれ環境への不適応を起こしていることが多い。吃音者の過去あるいは現在の環境には、吃音者に不適応を生ぜしめるような問題が存在する場合が多い。

環境の問題、不適応の程度、言いにくい音や語に対する情緒的反応の程度、発声発語の障害の程度、吃歴、知能、性格等により、治療の細部は異なる。筆者が所属していた治療機関で行なっている治療を要約すると次のようになる。

① 環境の調整により、症状の悪化を防ぎ、自然治癒をはかる

② 吃音のパターンを変化修正させること。言いにくい音や語に対する情緒的反応を減少させるように導くこと

③ 適応を高めること

ここに揚げる事例は、治療終結時には、比較的好ましい改善が得られた事例である。

事例

Ⅰ　生育歴概要

氏名：A君

面接日：X年一月四日

年齢：中学一年

面接者：筆者・スパーヴァイザー

情報提供者：本人、叔父

主訴：教室で指名されて本を読んだり、質問に答えるとき、すらすらとことばが出てこない。人と話すとき吃ってしまい、じょうずに会話することができない

吃歴：小学校四年ごろから、友人のまねをして吃りはじめた。「繰り返し」「躊躇」から「つまる、でにくい」に症状が変わってきた。発吃の頃から、両親、特に母から「ゆっくり話せ、落ち着いて話せ」と注意されている、小学校六年の頃、六ヵ月催眠治療をうけた。あまり効果なし。仲の良い友人との話が一番流暢である。本人は「今度の上京は、冬休みを利用して東京見物に来たが叔父から本機関のことを聞き、困っていたのですすんで来た」と言う

発達歴：特に問題なし

医学的既往歴：小六年夏休みから九月まで、急性腎炎のため入院

教育歴：知能正常、就学進学順調。好きな課目（数学）。嫌いな課目（国語）。好きな課目は成績良好

社会歴：素封家

父（公務員）、母、兄（高校一年）、弟（小五年）、本人（中学一年）の五人家族。父母のしつけ厳格。兄弟三人集まるとよくけんかする。本人がすら

すら話せないのをみて、弟は「吃り」といってからかう。「話すときの不自由さのために、随分苦労した」と本人は言う。三人の兄弟の中で本人は一番おだやか。小さい頃から剣道を習うが最近練習が激しくなったので止めたとのこと

家族歴：言語障害者なし

態度：素直、真面目。表現力に乏しく、優柔不断な印象をうける。抑圧、不適応のあらわれかとも思える

言語：会話中発話阻止多い。朗読でも繰り返し、発話阻止多い

Ⅱ　環境調整（X年二月十七日〜X年三月二十六日）

本人は東京の叔父の家にひきとられ、東京の某中学校に転校し、当該機関に治療をうけに通うことになった。叔父の勧めと本人の希望、それに家族の同意があった。上京を決定するにあたって、治療の限界を充分考慮されるよう担当予定者から本人および家族に注意を促した。本人の意志を尋ねた担当者からの手紙に対し、本人は次のように書いてきた。「上京したのは、東京見物が目的だったが、叔父から本機関を教えられ、困っていたので、すすんで来た。人と会話する時に、恥ずかしいので早くなおしたい。上手に会話ができるようになりたい。」

Ⅲ　治療

X年四月二十二日（第一回）～X＋二年一月九日（第七十六回）

Ⅲ－1　治療開始時の症状：状態

①　構音器官の機能検査：異常なし

②　構音検査：異常なし

③　音読「ジャックと豆の木」

非流暢さの頻度　一四％

一貫性　八八％

適応性　五％

朗読時間

第一回　百五十秒

第二回　百二十秒

第三回　百三十三秒

第四回　百五秒

第五回　百十秒

発話阻止の長さ十秒～二十秒

随伴運動　まばたき、全身をかたくする。鼻孔を広げる。口をつき出す

呼吸異常blockする時止まる。言いにくい語の前で呼吸が乱れる

④ 情緒的反応：質問紙調査による

話すことへの不安	非常にあり	1	②	3	4	5	非常になし
吃ることへの回避	非常にあり	1	②	3	4	5	非常になし
話し終わった後の不快感	非常にあり	1	②	3	4	5	非常になし

⑤ アイ　コンタクト：非常に悪い

⑥ 知能：WISC-R IQ124

⑦ 性格：Y・G（矢田部ギルフォード性格検査）

抑鬱性　小	1	2	3	④	5	抑鬱性　大
気分の変化　小	1	2	③	4	5	気分の変化　大
劣等感　小	1	2	③	4	5	劣等感　大
神経質　小	1	2	③	4	5	神経質　大
客観的	1	2	3	④	5	主観的
協調的	1	2	3	④	5	協調的
攻撃的でない	1	2	3	④	5	攻撃的

非活動的	1	2	③	4	5	活動的
のんきでない	1	2	③	4	5	のんき
思考的内向	1	2	③	4	5	思考的外向
服従的	1	2	③	4	5	支配性大
社会的内向	1	2	③	4	5	社会的外向

⑧ 吃りに対する態度（叔父）

Iowa Attitude Scale Toward Stuttering

中等度の望ましい態度

Ⅲ―2 治療第一期

X年五月一日（二回）〜X年七月六日（十二回）

随意吃（voluntary stuttering）、随意的反復（voluntary repetition）で吃らないようにしようとする精神的緊張を少なくし、パターンを変えた吃り方で、積極的に吃ろうとする練習を行なった。過度の緊張と無理な努力を排除した。弛緩した発声発語の洞察を促した。この目的の第一は、パターンを変えた吃り方で積極的に吃ることを通じて、吃の自己受容を促し、発語前後の不快感を減少させることであった。力の入らない弛緩した発声発語のパターンを把握させることであった。テープレコーダーを利用し、力の入った発語と力の入らない発語の弁別、力の入らない発語時の身体感覚の洞察でそれを促した。随伴運動の減少も鏡による観察訓練（mirror observation practice）により弁別と洞察、負の練習法（negative practice）により発声発語の精神的緊張を減少させ、家庭でもテープレコーダーを利用し、斉読法（choral reading）の練習を行なった。連発が固定しないよう、連発の箇所と回数に変化をもたせた。練習場面は朗読から会話へと移行させた

Ⅲ―3　治療第二期

X年七月十三日（十三回）～X年二月四日（三十九回）

自発的発言が多くなり、表情が明るくなった。会話での発話阻止（block）は依然として残っているが、会話が全体に聞きやすくなった。朗読時の話し方はかなり改善されたが、まだ緊張が残っていた。発声時の緊張を除くために、種々のリラクゼーション（relaxation）の方法を導入した。それらはささやき声で話す（whisper）、弁別的弛緩法（differential relaxation）、ため息のようにやわらかく発声する（sigh technique）、マスキング（masking）による朗読練習などである。随意的反復もリラクゼーションを加味した一層軽やかな連発になるよう練習を続けた

会話時の発話阻止の時間は次第に短くなり、連発を応用して話ができるようになった。何回も繰り返された慣れた話題では発話阻止のコントロールは円滑に行なえるが、新しい話題のときや、とっさの質問に答えるときには力の入った発話阻止がみられた

相手と視線を合わせるアイ　コンタクトの改善もみられるようになった。姿勢の改善も促す。ため息法（sigh technique）による朗読練習の結果、緊張は少なくなったが、声は弱く小さくなった。発話速度のコントロールやあるテーマで説明する練習も行なった

Ⅲ—4　治療第三期

X年二月十一日（四十回）～X年三月二十五日（四十六回）

再び力の入った発話阻止をするようになった。発話阻止の前に予期があることを認めた。吃りはしないかと予期し、うまく話そうと思うと発話阻止はひどくなることを洞察した。「吃らずにうまく話そうとせず、らくに吃りながら、積極的にどんどん話す」という目標を与えた。高校進学の話題が出始めた。勉強しなくては、と言うようになった。クラブ活動、勉強、進学に関心をもつようになり、適応は良い方向に向いているようだった

発語に対する情緒的反応が減少するまで、もう少しの間、治療を継続することが望ましいと思われた。発話阻止のコントロールが習慣化するよう反復練習を続けた。上京した母に、本人がもう一年東京に留まることを勧めた。経過観察（Carry over）の段階に入った

Ⅲ―5　治療第四期

X＋一年四月一日（四十七回）～X＋二年一月九日（七十六回）

吃りそうな予期の感情を構音の準備的構え（preparatory set）に入るために利用する練習をした。学校および家庭の対人関係に一時問題が生じ、その時期、発話阻止はひどくなった。カウンセリングを行なった。環境への調整は特に行なわなかった。発話阻止のコントロールの練習を続けた

目立った発話阻止、随伴運動は再び軽減した。勉強が忙しくなった。いとことの真の友情が芽生えた。適応が高まった。自発的発言が多くなった

「以前に比べて吃りは良くなったと思う。吃音は気持ちと密接に関連している。面白くないことがあるとつかえたり、話しにくくなったりする。うまく話そうとは思わない。そう思うとうまく話せなくなる。読むことは一人でやっていけると思うが会話にはまだ少し自信がない」と本人は言った。「ジャックと豆の木」の朗読を録音した。治

療開始時の録音と比べて顕著な改善を認めた。本人も「ここへ来て良かった」と言った。X年一月九日高校進学のため郷里の中学に編入する事に決めたことを報告に来所した。継続治療は終結した

Ⅲ—6　治療終結時の症状

① 音読：「ジャックと豆の木」非流調査頻度二一・五％

② 朗読時間：七十六秒

③ 発話阻止の長さ：一秒〜平均二秒

④ 随伴運動：ほとんどなし

⑤ 呼吸：ほとんど正常

⑥ 情緒的反応：うまく話そうとは思わない。吃っても気にならなくなった

⑦ アイ　コンタクト：改善される

Ⅳ　考察

吃音治療の予後は、症状・適応・性格・知能・吃歴・その他に関係すると思われる。この事例では、恵まれた環境と比較的円満な性格、正常な知能、吃っていた年数の少なさのため、非常に経過が良かったことがわかる。一年後、郷里の名産と共に、生活の様子が手紙に書かれていた。吃音はときどき出るが受容しているようだった。

筆者がスーパー・ヴァイザーのもとに行った初期の治療例だが、このような治療経過は一つのパターンとして、参考になるのではないかと思う。

発声、発語のパターンの改善と、吃受容の手段として、ブリンゲルソン（Bryngel-son）の提唱した随意吃と随意的反復を用いたが、この事例では相当な効果があった。一つには、本人の素直な性格のため、抵抗なくこの方法を取り入れたこと、また自己洞察により、動機づけが高められたこと等が考えられる。吃音治療の際、治療者の一方的説明指示だけでは抵抗を示す人が多いため、常に吃音者の動機づけをかき立て、自己洞察と反復練習を促進することが大切と思われる。

吃音に対する情緒的反応の処理については全くむずかしく、この例では、「連発法により、吃音の自己受容を促す。目標を示し、それに近づく努力を促す」に留めたが、さらに研究を要す点である。

この事例では、特に努力を要しなかったが、一般には環境の調整は非常に重要かつ困難な問題で、これが改善されない限り、安定した気持ちで問題に取り組めず、同じところをどうどう巡りしてしまう。吃りをひどくしている要因を早く見つけ出し、環境の調整をすることが治療のまず第一歩である。

本人および家族の不適応が深刻な場合は、精神療法の専門家の助けを借りることも大切である。言語治療担当者は、カウンセラーと連絡を密にとり、治療を進めていくことが大切である。この事例のフォロー・アップ（follow up）には問題が多いが、今後はケースワーカーの協力を借りて、フォロー・アップの効率を一層改善していきたい。

〔むすび〕

初回面接から継続治療終結まで、約二年間の治療経過と若干の考察を報告した。前にも述べたように、その吃音者の抱えている問題（環境、不適応、情緒的反応、発声、発語の障害、吃歴、知能、性格、その他）とその程度によって治療計画、経過は若干異なるようである。診断、評価の方法を確立し、妥当性・信頼性の高い診断により、治療計画と予後がすみやかに立てられ、能率よく、治療が進められる日が一日も早く来るよう努力したいと思う。

参考文献

神山五郎編　一九六七　吃音研究ハンドブック　金剛出版

心理学事典　一九五六　平凡社

Luper, HL. & Mulder, RL. 1964 Stuttering: Therapy for children. Prentice-Hall

Johnson, W., Darley, FL., & Spriestersbach, DC 1963　田口恒夫訳　一九六五　言語病理学診断法　協同医書出版

Van Riper, C. 1947 Speech Correction Practice-Hall　ヴァン・ライパー著　田口恒夫訳　一九六七。ことばの治療　新書館

Bloodstein, O. 1960 Development of Stuttering I, II, III. JSHP.

②青年の症例B

〔はじめに〕

成人吃音は一般的に吃歴が長く、本人の吃音への意識がつよいぶん言語症状も複雑になり、さらに適応上も困難な状態に陥ることが多い。すなわち言語症状ばかりでなく生活そのものや対人関係、ひいては人格形成に少なからぬ影響を及ぼす。このような成人吃音の治療は、言語症状を改善するばかりでなく、生活全体を修復し、傷ついた自己を癒し主体的自己を復活させるという複雑で高度の作業が治療者に求められる。

成人吃音を真に改善していくためには、吃音治療の専門家の治療・助言は言うまでもないが、長い時間（年月）と家族・職場・地域などの幅広い協力が必要となる。言語症状の改善ばかりでなく、それよりさらに重要なことは職業生活や対人関係が本人にとって満足する状態かどうかである。生活全体が本人にとって、また本人をとりまく家族にとって納得のいく状態になれたなら成人吃音は治癒したと考えていいのではなかろうか。言語症状が、時に流暢さを欠くことがあっても、本人がそれを良しと思えるならば吃音を克服したと考えてよいのではなかろうか。

本節で報告するケースは実際の治療回数は十回であったが、その後のフォローは数年に及んだ。現在は良好な職業生活・家族生活・社会生活を営んでいる。治療者の吃音治療へのスタンスは、究極的には「吃音を受容すること」、吃音の受容を容易にするための症状改善の行動療法であった。ケースの治療経過を報告し、若干の考察を加える。

発表に際して、ケースに発表の許可を頂いたがケースのプライヴァシーを守るため必要以上の情報の開示は差し控えた。その点をご了承頂きたい。

症例報告

Bさん（男性　十九歳九ヶ月）

第一回面接（xx年九月二十九日）Bさん・両親

主訴　1　吃音

2　職業訓練を受け適した職業に就きたい

3　社会適応の改善（人前に出ると縮こまってしまう）

現症歴

発吃は中学三年の三月頃からだったように思う

高校入学後は、「大人しい・吃る」ということで友人数人からいじめられた

家では「大人しいから駄目だ」と叱られた。高校一年の五月頃、自転車で家を飛び出し夜遅くまで家に帰らなかった。その頃からだんだん消極的になり何事もスローになり成績も落ち、姿勢も悪くことばの状態も悪くなってきた

○○大学病院の神経科・眼科・内科・耳鼻科を受診したが、器質的障害はないとのこと

○○センターから筆者に紹介される

環境

両親：農業・養蚕・農閑期は兼業

本人：高卒後技術専門校へ通う。就職するが仕事が出来ない・同僚とのコミュニケーションがとれないため断られる

同胞：中学生

祖母：支配的・過干渉

発達歴

胎生期・出産時・乳幼児期　特に異常なし

小学時代：学級委員、運動も出来た。珠算三級、活発だった

高校以降：消極的になり、成績も落ち、何事にも自信がなく自主性もなくうつ症のような状態に陥った

以上は、両親が語ったものである。○○センター担当者からAさんの吃音の状態・生育歴などの情報は前もって筆者に送られていた。それによると、重症度は吃音頻度（七ランク）・持続時間（五ランク）・緊張性（七ランク）と記されていた

セラピーを始めるに当たっての助言

両親に対して：過去のBさんの行動にとらわれ、今が如何に駄目な状態かなど決して言わないこと。これからBさんが如何に主体的に生きていけるかを励まし支えることを目標にすること

Bさんに対して：人にたよらず、自分自身で問題を克服しようと決心すること
セラピストはそのことを助け、ヒントを与える者であることを了解して欲しい。毎日一つ、自分でする仕事をもつこと

第二回面接（ｘｘ年十月六日）Bさん、父

(1)　ことばの状態

①会話の状態（自己紹介）における、話速度（speaking rate）は早い。音・音節・句の繰り返し、口ごもり（hesitation）、二―三秒の発話阻止（speech blocking）がおこる。緊張している

②音読では話速度は普通で、全く吃らない

③発声持続時間は六・五秒

(2)　言語治療

リラクゼーションと発声練習

ウォルピ（Wolpe）の逆制止、ジェイコブソン（Jacobson）の弁別的弛緩法（differential relaxation）の概念を実践

体の力を抜き、胸を開くようにして、できるだけ柔らかく長く発声する練習

発声持続時間は十二秒に延長された

(3)　カウンセリング

一週間の出来事・宿題の自分の仕事について話してもらう。朝は牛の水入れ・蚕の世話

昼は米袋の運搬・蚕の世話、夕方は稲刈りの手伝い・ラジオを聞く

楽しいことは蚕の掃除・米袋の運搬。嫌なことは蚕の桑の葉摘み。どの程度の葉を摘んだらいいかコツがわからない

面接の印象

音読には全く吃音がみられないことから、Bさんの吃音は対人的なものであることが明らかとなった。会話では口ごもり（hesitation）と反復が多く話が聞き取りにくく、時間がかかる

当面の課題は

1　自分の生活及び内面をどれだけ自主的に話せるようになるか

2　前かがみの緊張した姿勢を胸を開いたリラックスした姿勢に変えていけるか

3　早口をゆっくりしたテンポに変えられるか

4　息を止め力を入れた繰り返しを、息を吐き出し柔らかく声を出せるか

第三回面接（ｘｘ年十月十六日）

(1)　ことばの状態

会話において早口・反復・口ごもり・中程度の発話阻止あり。息苦しそう

(2)　言語治療

弁別的リラクゼーション（differential relaxation）、漸進的リラクゼーション（progressive relaxation）

前かがみの姿勢を、胸を開くような感じに保つ練習

ささやくように柔らかく話す（Cherryらの骨導音を少なくした外部統制による吃音抑制）

voluntary stuttering（随意吃、行動療法では「負の練習」といい、間代性吃音では有効）

(3)　カウンセリング

セラピストとアイ　コンタクトがとれるようになった。蚕の話で筆者が「蚕は一匹いくらでかうのか?」と質問すると、Bさんは苦笑して「十万匹ぐらい買うのです。数千匹が単位なのです。」と言い初めての笑顔をみせた。蚕棚の仕組み

を丁寧に絵に描いてくれた

第四回面接（ｘｘ年十月二十日）Bさん、父

(1)　ことばの状態

すすんで話をする。自宅周辺の地図を書きながら「農閑期に入るが、蚕の世話が十一月頃まであり、牛の世話もあるなどよく話す。地図や描く動作をともなうせいか、吃音はあっても気にならない

(2)　言語治療

弛緩法　姿勢練習　ささやき発声法　随意吃

(3)　カウンセリング

アイ　コンタクトをとりながらかなりリラックスして話すようになった。牛の話をしながらBさんは笑い出す。「牛を放し飼いにした時があったが、一匹逃げ出し畑のものを勝手に食べ、食べ過ぎて死んでしまった」

第五回面接（ｘｘ年十月二十九日）Bさん、父

(1)　ことばの状態

主体的にどんどん話す。高卒後技能専門学校に入ったいきさつや就職してうまくいかなかったいきさつを自ら話してくれた。話の内容に話し手も聞き手も気を取られていた

技能専門学校は親が選んだ。親戚に電気工事店をやっている人がいるので、そこで雇ってもらえるかも知れないと電気科を親が選んできた。勉強したが、法規や制御盤は難しくてよく分からなかった。自分は電気に向いていないと思う

専門校の紹介で「農業用シート」などを作る織物製造所に就職した。早い速度で動く織物機械を相手に、切れた糸を繋いだり直したりする仕事はスピードについて行けず叱られてばかりいた。自分にはもっと簡単な仕事が向いている

父と職安に行って簡単な仕事はないか頼んできたとのこと。労働をとおして主体性と自信の回復が必要とされる

(2)　言語治療

基本的には「吃音は受容する」。しかしながら不自然な無理な発声・発話を正しい発声・発話の習慣の形成へと変えていく。そのためのリラクゼーション、ささやき法の実践

第六回面接（xx年十一月十日）Bさん、父

父親の訴え：職安で紹介された仕事を、本人が「出来そうにない」といったので、しばらく職安から「そんなことでは仕事を紹介することは出来ない。農閑期で家の仕事も無くなる家の手伝いをするように」といわれた。農閑期で家の仕事も無くなる。どうしたらよいか

Bさんの訴え：職安の人は食品包装・運搬の仕事といって紹介してきたが、実際行ってみたらアルミサッシの加工・はめこみの仕事で自分には向いていないと思った

言語治療

漸進的弛緩法、発声練習、ささやき発声法、随意吃などの行動療法

会話では反復、口ごもり、軽い発話阻止がみられた

第七回電話相談（xx年十一月十六日）父

「Bさんの就職のことが心配。何か良い方法はないか」

父親はかなりあせっている

筆者は「Bさん自身に、○○身体障害者職業センターに相談に行く意志があるか

どうか確認したいがいかがですか」と提案。Bさんも父親も納得する

筆者は「次回は一人で来室させてください」と伝える

第八回面接（xx年十一月十七日）Bさん

一人で車を運転して来室。「少しドキドキしたが大丈夫でした」と言う

言語治療

発声練習：発声持続時間は十秒未満　練習を続けると時間が短縮していく

これは現在、副交感神経の緊張状態が亢進していることを表している

そこで、歌（赤トンボ）の復唱（shadowing）練習を導入。はじめは息継ぎがバラバラでこま切れに歌っていたが、少しずつなめらかに歌えるようになる

会話時の発話は入室直後と比べてなめらかになる

第九回面接（xx年十一月二十一日）Bさん、父

予約を取っておいた○○身体障害者職業センターへ職業相談をうけに行く。筆者も同道して、担当者にこれまでの経過を説明する。担当者から検査・面接を受ける

ｘｘ年十一月三十日　父親より電話

知人からかねて勧められていた公的な組織に入ることをBさん自身が希望し、今日試験をうけに行ったので来室できない。筆者は「○○身体障害者職業センターの担当者に連絡をとり、その組織の仕事が適しているか意見を聞いてみるように」と助言

ｘｘ年十二月八日　母親より電話

試験に合格し、正式にその組織に入ることに決定した。本人はやる気である。組織の方々も、本人が吃音であることを承知して、好意的に処遇してくれると約束してくれた

「このように、本人にやる気が出てきたのは治療を受けたおかげと感謝している。正月休みに、挨拶に行く」とのこと

第十回面接（ｘｘ年十二月末日）Bさん、両親

背広を着て、ネクタイを締め、別人のようである

三ヶ月の訓練期間の後、正式所属が決定するとのこと。上司はよく指導してくれる。職場によく適応しているようだ。職業生活に新たな展望が得られたこと、社会

適応にめどが立ったことは、主訴の二つが解決の方向に向かっていると考えてよいのではなかろうか

訓練期間後正式所属が決まり、職業生活が軌道に乗ってから言語治療を再開しても遅くないと考えられる。以前筆者らが調査した「吃音体験者が試みてよかったこと」をまとめたプリントを渡し、ひとまず終了とする

xx＋一年九月　Bさんからの葉書

「教育訓練期間を無事終了し、正式所属が決まり上司の指導のもとに職業生活を営んでいる。」という報告があった

その後毎年年末に挨拶に来室。早口と軽い口ごもりはみられるが、本人はあまり気にしていない。言語治療の予約の希望はない

約十五年後、結婚し、屋敷内に新居を建て、長男としての役割を果たしつつ、職業生活・家庭生活・地域生活を平穏に過ごしているとの知らせがあった

考察

ウォルトン（Walton）とブラック（Black）は「吃音は最初は外傷的事態（traumatic situation）で引き起こされたところの、動因解除によって強化される条件性回避反応と考えられる」とのべている。生体にとって有害な刺激を回避したいという動因（D）によって、吃音習慣（H）は強められ、吃音行動は増加する。吃音者は声を使うことを避けないで不安を減らし、吃音行動を減少させることは可能であるとして、復唱法による有効性を実証的に明らかにした。

アイゼンク（Eysenck）（一九六〇）は、「人も動物も条件反応が形成される速度と確実さに差異がある。条件反応が特に速やかに　そして強く確立される人は、恐怖症や他の不安・恐怖反応を発展しやすい」と述べている。

アイゼンクはさらに「こういう状態を条件反応過剰の状態というが、症状を条件づけ療法で治療すれば一般に治癒は持続する。多様な症状がある場合はひとつずつ除去していく。条件反応過剰はそれ自体二種類のものに分けられる。

1　自律性のもの（automatic）：不安反応は自律性条件反応過剰の型の特徴を示す。

2　運動性のもの（motor）：チック、強迫性運動などは運動性条件反応過剰の特徴である。

過剰な条件性自律反応を消去することなく運動性反応を消去しても片手落ちの治癒であり十分なものではない」と述べている。

「吃音の受容」は自律性条件反応過剰を消去するものであり、弛緩法（Wolpe, Jacobson）、復唱法（Walton & Black）、随意吃＝行動療法における負の練習（Fletcher）、ささやき声（Cherryら）による言語治療は、運動性条件反応過剰を消去する方法である。症状の改善が不安反応を減らし、回避的動因の減少により吃音習慣は減少し、吃音行動の除去につながる。

本ケースは、中学時代に経験した外傷的事態から引き起こされた一種の神経症と考えられた。

吃音から始まった社会適応不全、職業生活の挫折などが生活全体、本人の存在自体を不安定な状態にしていた。吃音歴が四～五年と比較的短かったこと、行動療法が有効であったこと、職場の枠組み（本人を支援する）がしっかりしていたことなどで、神経症が克服された。言語症状への取り組みには、不十分な点が残されているが、本人の置かれていた状況からやむを得ないことと考えられる。

引用文献

アイゼンク、H. J. 1965 学習理論と行動療法 「行動療法と神経症」アイゼンク編 1965 異常行動研究会訳 pp5-27 誠信書房

ウォルトン、RA, &ブラック、MA 1965 吃音の治療に対する学習理論の応用「行動療法と神経症」アイゼンク編 1965年 異常行動研究会訳 pp157-169

ケース、HW. 1965 間代性吃音と口語阻害の治療法「行動療法と神経症」アイゼンク編 1965 異常行動研究会訳 pp260-278. 誠信書房

チェリー、C. &サイアーズ、McA. マーランド・ポーリン、M. 1965 外的統制による吃音の全抑制に関する実験と2、3の臨床的結果「行動療法と神経症」アイゼンク編1965 異常行動研究会訳 pp529-549. 誠信書房

第四章

失語症とカウンセリング

1　失語症とは何か

失語症とは、言語の産生や理解を司る脳の言語中枢が種々の原因により損傷された結果、損傷を受ける前に働いていた言語機能が障害され、言語によるコミュニケーションの領域（ことばを話す、聞いて理解する、読む、書く、等）に様々の破綻が生じた状態をいう。以下の様な原因で生じる言語コミュニケーションの障害は失語症とは呼ばない。

① 難聴や聾に伴う言語障害
② 運動障害性構音障害（末梢性ニューロンの損傷による言語障害）
③ 認知症および知的機能低下による障害（脳全体の非限局性脳病変による障害）
④ 精神疾患や意識障害に伴う言語の異常

そこが侵されると失語症を引き起こす言語野とは、右利きの人の約九八％・左利きの人の約六八％が、左大脳半球シルヴィウス溝を囲む前後にのびたシルヴィウス溝周辺言語領域で中大脳動脈により潅流されている。大きく分けると次の3に述べるような領域があり特有の症状を呈する。またシルヴィウス溝周辺外領域の病巣によっても特殊な失語症状が出現する。大脳基底核や視床などの病変による皮質下失語や視床失語も報告されている。さらに右半球の損傷により生じた交叉性失語も報告されている。

失語症は人間が受ける最悪の惨禍の一つである。失語症の回復の促進計画は言語面の症状だけに向けられるべきではなく、患者の人格全体に向けられるべきである。失語症からの回復だけでなく、失語症をもちながらの回復というべきであろう。環境全体が回復のための基本となる。患者の出来ることに関心を寄せ、残存能力の強化を計り患者が少しでも社会に適応していけるよう配慮することが大切である。

2　失語症の原因疾患

① 脳血管障害

（図46）に示すような優位半球（通常左半球）の内頚動脈閉塞、中大脳動脈の梗塞（血栓ないしは栓塞）または出血。前大脳動脈や後大脳動脈領域の一部梗塞また

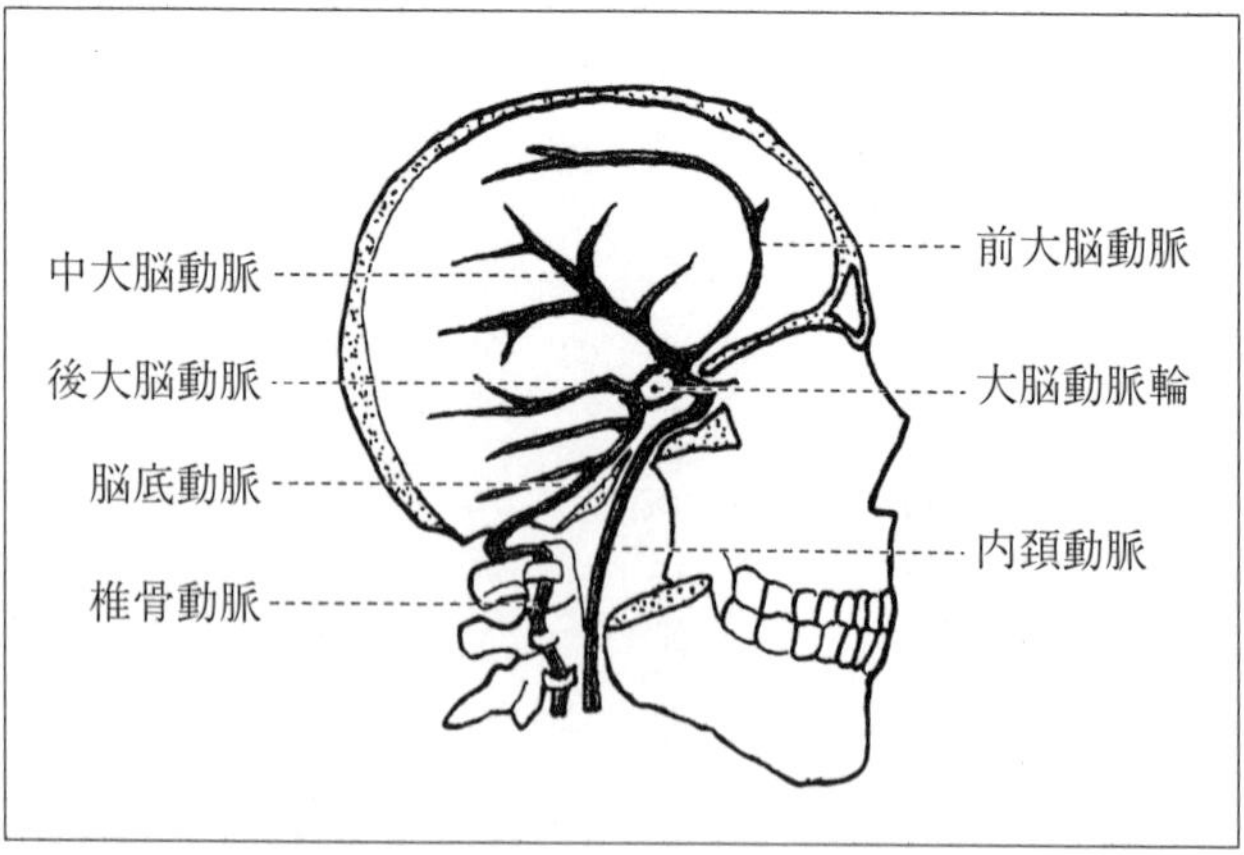

図46　脳を養う動脈
（萬年甫：解剖学　言語聴覚士指定講習会テキスト、p19、1998年より引用）

は出血。くも膜下出血、一過性脳虚血発作、高血圧性脳炎、血管炎などもある。

② 外傷性脳損傷
交通事故・労働災害・その他の外傷性脳損傷により、脳挫傷・び慢性軸索損傷・頭蓋内血腫・水頭症などがある。

③ 脳腫瘍
グリオーマ（神経膠腫：神経性外胚葉由来の腫瘍。脳腫瘍の五〇％、脊髄腫瘍の二五％はグリオーマである）によるもの、髄膜腫、転移性脳腫瘍、神経鞘腫、下垂体腺腫がある。

④ 感染症

脳炎・髄膜炎はウィルスによるものが多い。単純ヘルペス脳炎は年齢や季節に関係なく発症し、側頭葉が傷害されることが多い。脳膿瘍は耳や鼻の感染症が直接波及したり、遠隔部位の感染症が血行性に波及しておこる。プリオン感染症は異常プリオンというタンパク質によっておき、代表的なものに変異型クロイツフェルト・ヤコブ病がある。

⑤　変性疾患

大脳基底核疾患（パーキンソン病・ハンチントン病・大脳皮質基底核変性症）や運動ニューロン疾患（筋萎縮性側索硬化症ＡＬＳ）および脊髄小脳変性症などがある。

3　失語症状を引き起こす脳の部位

大きく分けて五つの脳部位が考えられる。

①　左半球シルヴィウス溝周辺言語領域

（図14）（竹内　一九九八）および（図47）の言語野（上）（岩田　一九八七）がこれに相当する。

第三前頭回脚部のブローカ野（Brod-mannの44野、45野）とその周辺部は言語の産生に関与するので、前方言語領域と呼ばれている。この領域の損傷によりブローカ失語（話そうとするがことばが出てこず、話せても文は短く流暢性に欠け語音は歪む）が発症する。

第一側頭回の後部にあるウェルニッケ野は言語の理解に関与する領域と言われていて縁上回・角回とともに後方言語領域と呼ばれている。この領域の損傷でウェルニッケ失語（語や語音の認識や選択という機能が侵され相手の話や指示を理解し適切に答えることが出来ない）が発症する。

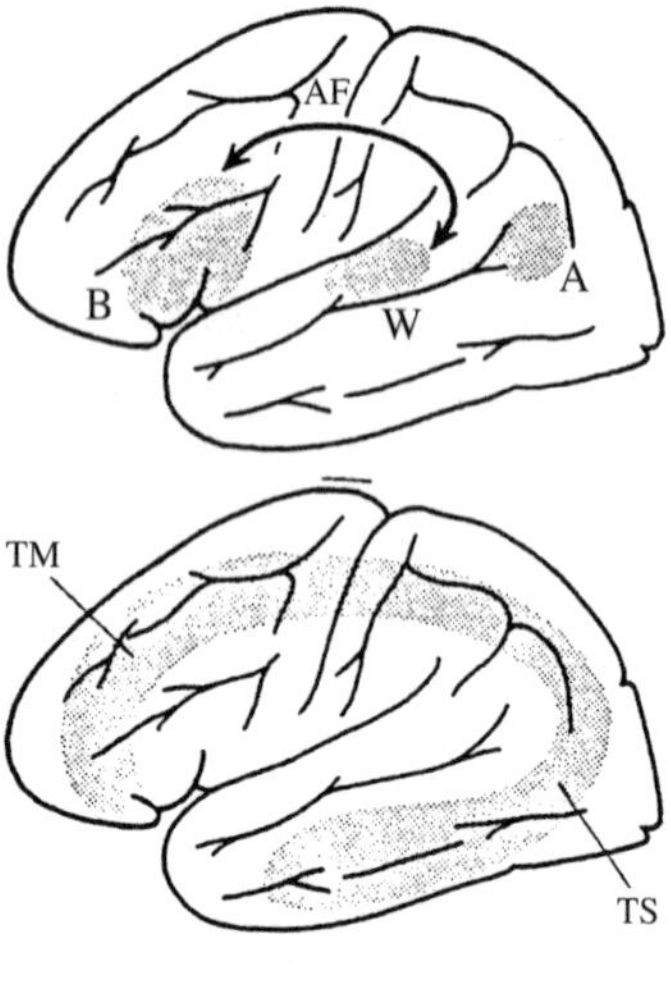

図47　言語野（上）と境界域（下）. B：ブローカ領域、W：ウェルニケ領域、A：角回、AF：弓状束、TM：超皮質性運動失語の領域、TS：超皮質性感覚失語の領域（岩田誠「言葉を失うということ」—神経内科医のカルテから— p76より引用）

弓状束（ブローカ野とウェルニッケ野を結ぶ）はウェルニッケ野の情報をブローカ野に送る役割を果たす。弓状束の損傷により伝導失語（了解はよいが発話に錯語があり、復唱が出来ない）を発症する。

② 左半球シルヴィウス溝周辺外領域

（図47）（岩田　一九八七）の境界域と呼ばれる部位のうち、ブローカ野を前方または上方から取り囲む境界領域を侵されると超皮質性運動失語（自発話が極端に乏しくなる。音声言語の聴覚的理解や文字言語の読解は比較的保たれるが書字表現は貧困）が発症する。

（図47）（岩田　一九八七）の境界域のうちウェルニッケ野を上方、後方、下方から取り囲む境界領域を侵されると、超皮質性感覚失語（聴覚的理解の重度の障害、錯語の多発する発話、意味理解をともなわない音読や重度の書字障害）を発症する。

③ 脳の深部皮質下

左視床の病巣による視床失語（声量の低下、保続、喚語困難、症状の変動）が報告されている（笹沼　二〇〇一、紺野　二〇〇五）。

左基底核のうち被殻・内包（尾状核、レンズ核及び視床の間に挟まれた有髄神経線維）に病巣があると被殻・内包失語（自発話は声量が低く不明瞭だが、復唱は構音の明領度が増す）を発症する（笹沼　二〇〇一、紺野　二〇〇五）。

④　大脳右半球

ディーコン（Deacon, T.W.）（一九九七）は著書The Symbolic Species —The co-evolution of language and the brain（金子訳『ヒトはいかにして人となったか　言語と脳の共進化』一九九九）のなかで「側性化」（大脳両半球の機能表象の違い）について興味深い考え方を提案している。「側性化」は脳——言語共進化の結果であり、多くの機能の「側性化」はホミニド（エイプから進化したヒト科）に先立ってみられ、ヒトの「側性化」はこれらのルーツに辿れるだろう。手の「側性化」は音声——聴覚側性化に先立って進化したであろう。右半球は人の発達中も成熟後も多くのレベルで言語処理に深くかかわっている。言語の大きな意味処理にとって右半球は決定的な役割を果たしている。言語能力が年齢・体験とともに高度になると記号関係（言語および非言語関係）を高速に正確に処理しなければならなくなる。そのために音声分析と語処理を左半球に、ことばの韻律（リズムとピッチの変化：話し手がいかなる情動のもとに話しているかを表す）の解釈と調整を右半球に分配した。これによって音声情報の高速処理が並列的に相互干渉なしにすすめられる。左半球は無傷で右半球に大きな破壊がある患者は文法や語をそれほど間違えなく普通に話も出来るが、物語の筋を辿って全体の論理を把握することができない。右半球損傷患者はユーモアや落ちを理解したり使用することが難しい。右半球損傷者は左側の物を無視するという徴候があるし、注意しなかったものは何も残らない。

右利きで右半球に損傷が生じた失語症を交叉性失語と呼ぶ。左半球の言語機能の局在の鏡映と考えられるタイプと、そうでない異常タイプがある（笹沼　二〇〇一、紺野　二〇〇五）。

⑤　読み書きの領域

読み書きの機能は聴く話す機能が修得されてはじまった。話しことばだけ持っていて文字を持たない民族は太古の時代は多かったであろう。読み書き機能は聴く話す機能の上にのっている。このことを最初に指摘したのがフランスの神経内科医デジェリン（Déjerine, J.J.）であった。彼はことばを話したり聞き取ったり出来て知能も正常なのに、読み書きだけに障害のある患者をみつけた。この患者は左半球の角回に脳梗塞があった。

文字を読むという過程とは、文字の視覚心像から語音の聴覚心像を呼び起こす過程であると考えられている。文字を読むためには視覚情報が視覚連合野から聴覚心像が貯えられているウェルニッケ領域に送られてくる必要がある。

文字を書くという過程では、まず文字の聴覚心像があってそれを書く手の運動心像が文字の視覚心像と結びついて字が書けるのではないかと考えられる（岩田　一九八七）。

このように、読み書きの過程には各種の感覚心像の間の転換を受け持つ場所があり、それがデジェリンの発見した左半球の頭頂葉にある角回であろうと考えられる。

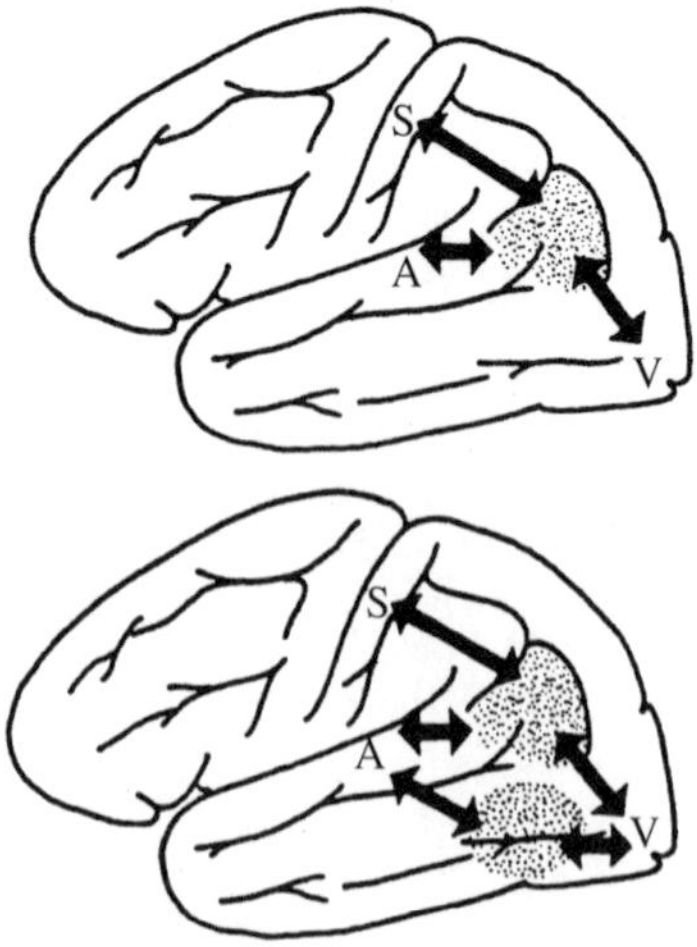

図48　読み書きの神経経路．旧い仮説（上）とあたらしい仮説（下）．A：ウェルニケ領域、S：体性感覚野　V：視覚野
（岩田誠「言葉を失うということ」—神経内科医のカルテから—p130より引用）

アルファベットや仮名のような表音文字の読み取りには角回を含む後頭葉（図48上）が

関与して視覚心像をを聴覚心像に転換すると考えられるが、漢字の読み取りには少し違った過程も働いていることを岩田らが発見した（図48下）。漢字は側頭葉後下部で文字列から直接意味理解に進み、そこから語音列の聴覚心像を思い出すという過程をたどるようである。

読み書き過程をまとめると次のようになる。左半球角回に損傷のある人は仮名の読み取りだけ侵され、漢字で書かれたものは読み取れた。しかるに側頭葉後下部に損傷のある人は、仮名は全部読めるが漢字の意味の理解が傷害されていた。書く場合はどうかというと、側頭葉後下部に損傷のある人は仮名を書く時は誤りは少ないが、漢字は全く書けない。ただし模写は出来る。「書く」という行為は後頭葉、側頭葉、頭頂葉にわたる広い領域で情報のやりとりをしながら行われることがわかった。

4　失語症の症状

①　流暢性の障害

発声・発語に関与する諸筋の麻痺・筋力低下・失調・不随意運動が認められな

いにもかかわらず、話そうとすると構音のぎごちなさや誤り（一貫性のない誤り）が出現し、なめらかで自然な韻律が障害される。発話は短くなり、発話量は低下する。

②　喚語障害

言いたい語を喚起して言うことが出来ない状態をいう。そのため他の語に置き換える「錯語」やまわりくどい表現をする「迂回反応」や音の置き換えが著しくて何を話そうとしているか分からない「新造語」や「ジャルゴン」がある。また重度失語症では話そうとすると決まって出てくることば、たとえば「タンタン……」などの「常同言語」がある。

③　統語〈構文〉障害

喚語能力がある程度回復しても、語を組み合わせて正しい文を作ることが困難な症例が少なくない。「失文法」は助詞・助動詞（機能語）が脱落して名詞・動詞・形容詞（内容語）中心の発話を指すが、日本語では動詞が出ず名詞だけの電文体になることが多い。

「錯文法」は文としての形式は保っているが機能語が誤った使われ方をしていることをいう。

④　聴覚的理解の障害

他者の話しことばを聴いて理解する能力の障害で、語音認知そのものが傷害される場合と、語音の認知はできるのに聴き取ったことばの意味を理解出来ない場合がある。

「語音認知の障害」では、話しかけに対し聞き返しが多く繰り返し聞かせても一部しか聞き取れないとか他の音に聞こえてしまうなどがある。「意味理解の障害」では、日常高頻度で使われる単語も理解出来ない重症例から、複雑で長い文の理解が困難という軽症例まで様々である。

⑤　復唱障害

ことばを聞いて模倣する復唱障害には、語音認知の障害に由来する復唱障害と発語失行由来する復唱障害と復唱だけが障害される伝導失語がある。

⑥　読みの障害

読みの障害には「音読の障害」と「読解の障害」がある。音読における読み誤りには形態の類似した文字間に起こりやすい視覚性錯読は漢字も仮名でも同様現れるが、意味的関連性を特徴とする意味性錯読は漢字に現れやすい。読解は単語が漢字か仮名かによって、両方障害されている場合とどちらか一方が選択的に障害される場合がある。文の読解は機能語がほぼ例外なく仮名で書かれているので、仮名の読みに障害がある場合は文の理解は難しい。

⑦　書字の障害

書字機能は失語症では最も障害されやすい。書くことを自ら考えて書く自発書字は喚語に障害があると困難になる。言われた文字を書く書き取りは聴覚的認知・理解の障害があるとスムーズにいかない。重症の失語症者はほとんど書けない。軽症になると錯書が見られる。形態的錯書・意味的錯書・音韻的錯書がある。

⑧　計算障害

大多数の失語症者はほとんど例外なく計算障害をもつ。数概念の理解・表出から演算の障害まで様々だが、九九の想起が困難な場合は乗除算が傷害される。

5　主な症候群

シュール（Schuell, H.）ら（一九六四　笹沼・永江訳　一九七一）によるミネソタテストの結果、失語症患者は次の五群にわけられた。これらの分類は一九六一年シュールとジェンキンス（Schuell, H., Jenkins, J.J. & Jimenez-Pabon, E.）の調査では九〇％の患者でこの五群にわけられ、さらに一九六四年には九六％がこの分類でわけられたという。各群のミネソタテストの言語モダリティーのプロフィールは（図49）～（図53）に示される。実線が初回テストにおける誤答率を示し、点線が訓練後の誤答率を示す。症候群により障害されている言語能力に違いはあるが、障害のプロフィールは群内では初回と訓練後は平行移動のような似たパターンを描いているのが分かる。症例数は各群図に付記されている。

第一群　単純失語
　特定の要素に際立った障害が無く、全般的低下がある。予後は良い（図49）。

第二群　視覚障害性失語（中枢性視覚認知障害を有する失語症）
　読字・書字に誤りが多い。視覚性弁別・認知、学習された視覚性シンボルの想起が困難。訓練後、計算能力は第一群に比べて悪い。数字の読み違い・書き違いがみられる（図50）。

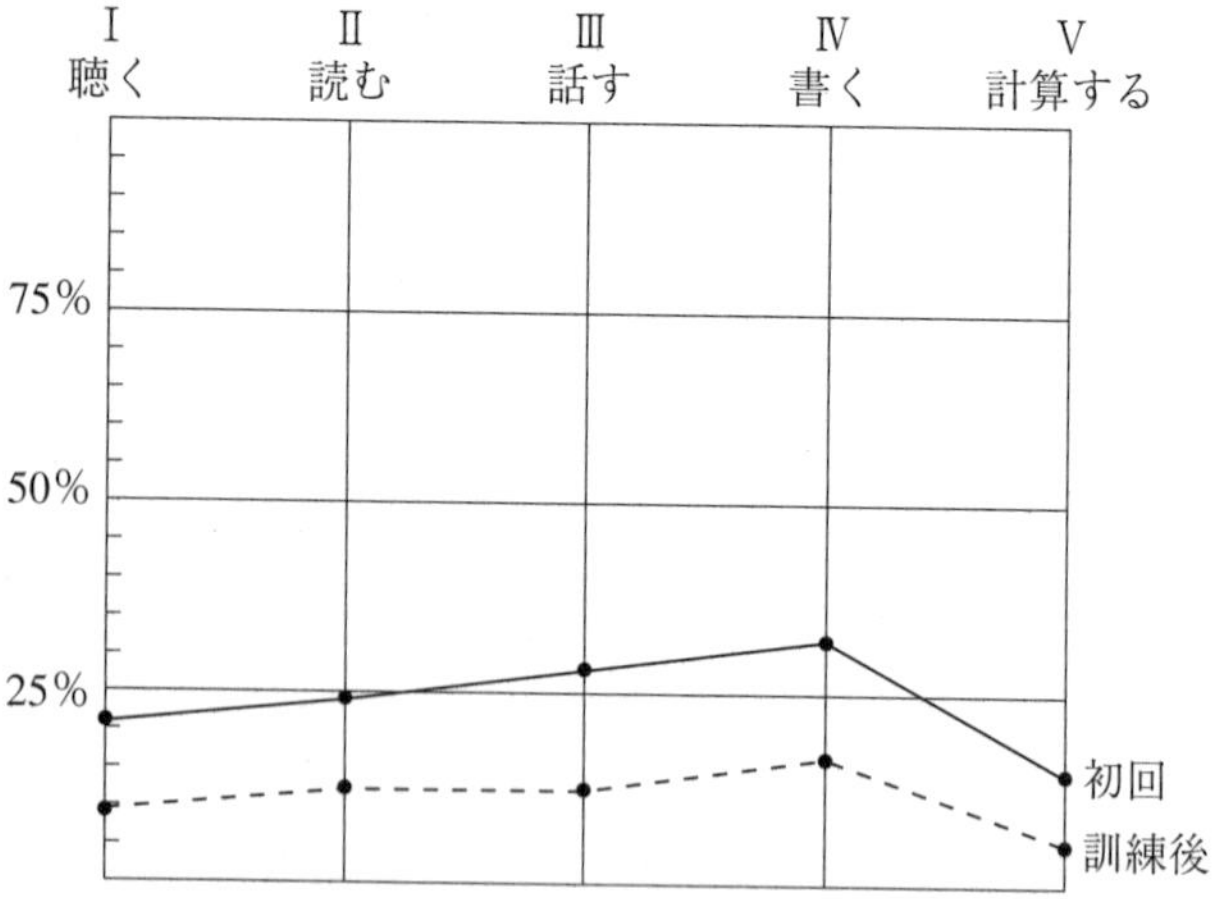

図49　第1群の各言語様式における初回、訓練後の平均誤答率の比較（17例）

第三群　感覚―運動障害性失語（ブローカ失語）

聴覚性了解の障害は重篤ではないが、聴覚性保持は極めて制限されている。視覚性手掛かりは有効に使っている。ことばを聞いて字を選択するよりも、字と絵を結びつけるほうが良い。絵の命名よりも単語の書き取りが出来るようになる。訓練によって発語機能に改善があり平坦なプロフィールとなる場合が多い（図51）。

第四群　散在病巣性失語症候群

中枢性視覚障害と構音障害がある。見ている対象を細部に注意せ

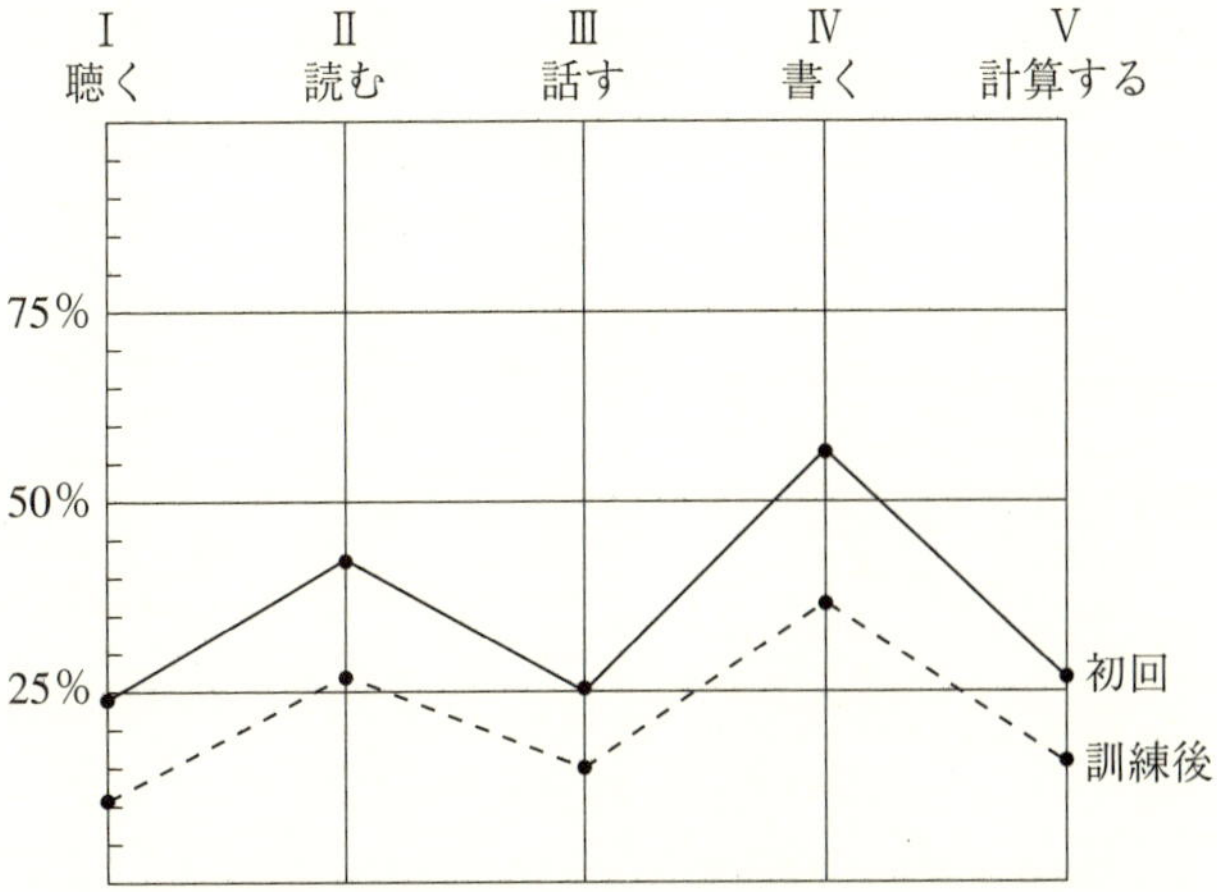

図50　第2群の各言語様式における初回、訓練後の平均誤答率の比較（16例）

ず、空間の位置を正しく保つことが出来ない。読字の際、行を追うことが出来ない。模写・描画にみられる粗大な歪みがある。構音障害があることが第二群と違う点である。記銘力の低下、一般的錯乱状態、感情の障害がある。第四群の患者は臨床像が似ていないことが多い。テスト得点の低下が散在性で一つの法則で説明しにくい（図52）。

第五群　不可逆性失語症候群

全言語様式に極めて重篤な言語機能の障害をもつ。訓練によっても改善が少なく、実用レベルまで回復しない。訓練を中止すると、元に戻っ

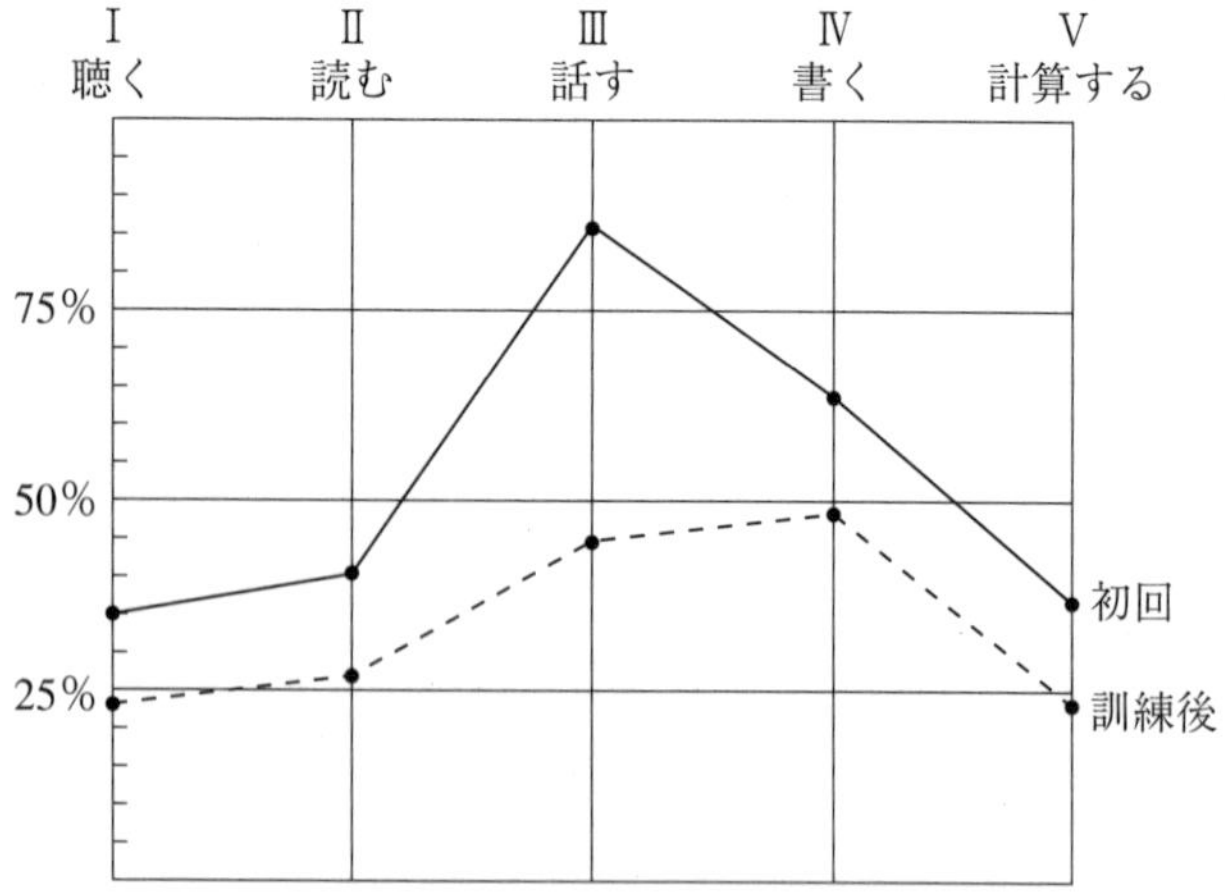

図51　第３群の各言語様式における初回、訓練後の平均誤答率の比較（10例）

てしまう（図53）。

ジェンキンス（Jenkins, J.J.）ら（一九七六）の改訂により次の二群の症候群が加えられた。

第六群　非流暢な構音を伴う失語

従来の小症候群（Minor B）に相当する。失語症そのものは極めて軽度であるが、発語失行に由来する構音障害とプロソディーの障害があり、失語症そのものの予後は良好なのだが完全な流暢性を取り戻すことが困難な場合がある。

第七群　浮動的聴覚失認を伴う失語

従来の小症候群（Minor A）に相当

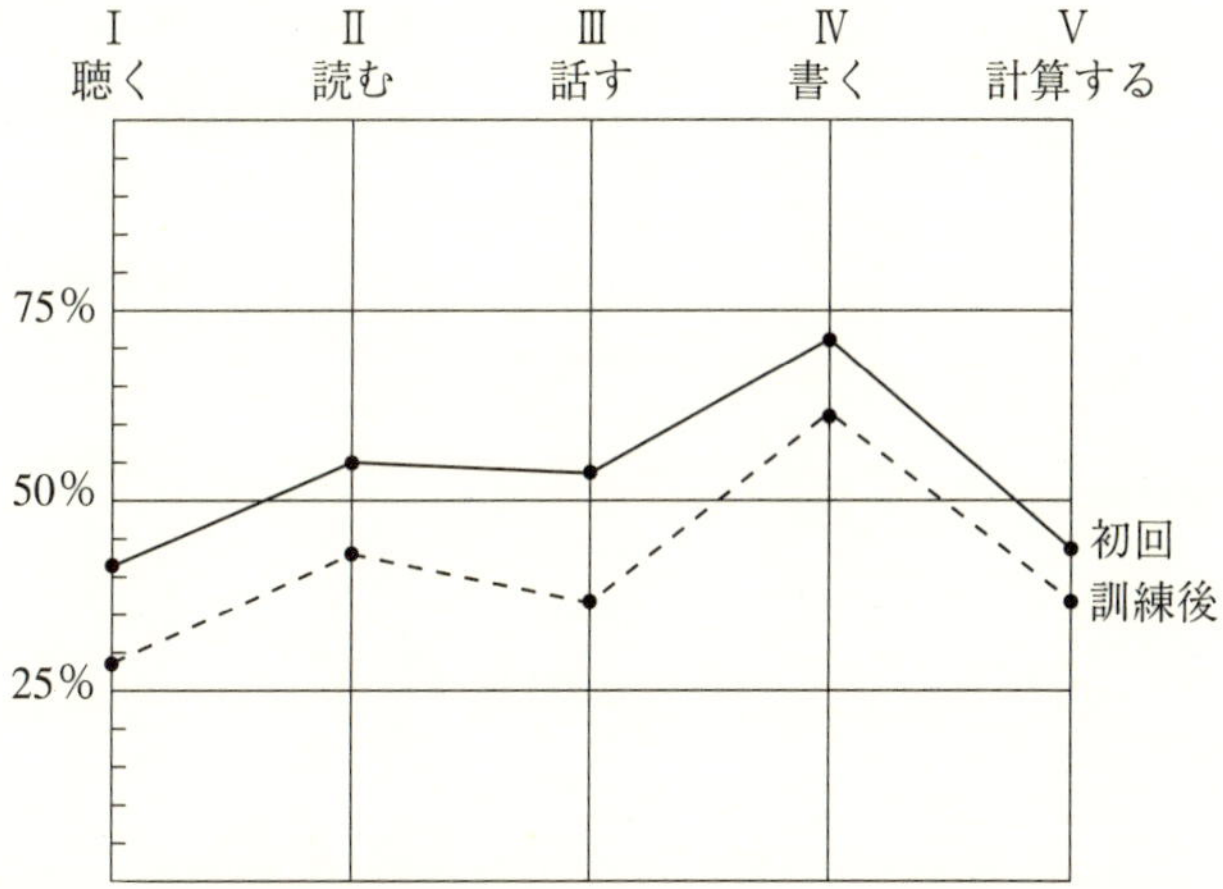

図52　第４群の各言語様式における初回、訓練後の平均誤答率の比較（22例）

する。聴覚過程（音声刺激の弁別・認知・把持・想起）の障害が重篤で、発症の初期はあたかも聾のようなふるまいが認められる。古典的分類によるウェルニッケ失語に相当する。発話の構音やプロソディーは正常なのだが、錯語が著明で時にジャーゴンになり、情報伝達が著しく傷害される。予後はバラツキが多い。

6　失語症の回復に影響する要因

竹内（一九九八）は失語症の予後に関連する要因に次のものをあげている。

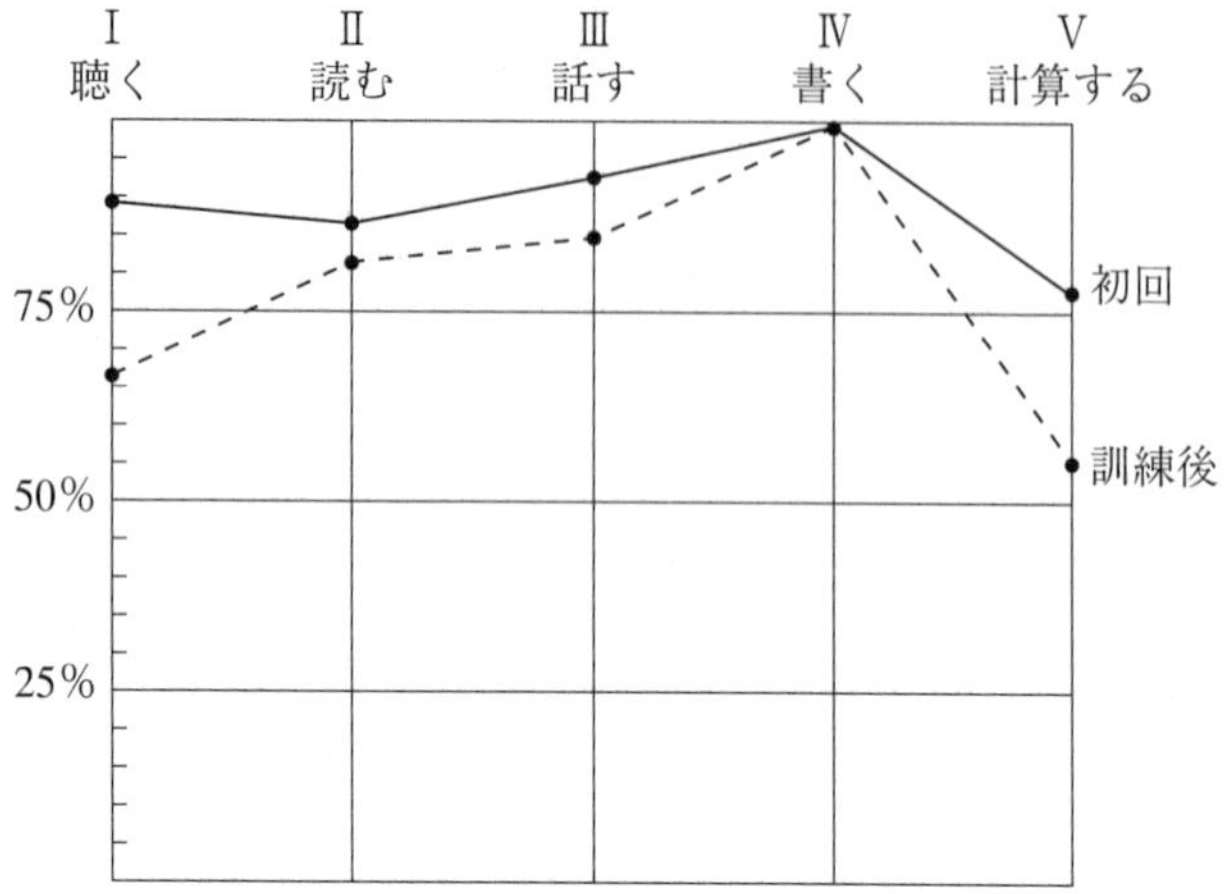

図53　第5群の各言語様式における初回、訓練後の平均誤答率の比較（4例）

①　脳損傷の部位と広がり

言語にかかわる脳部位が広く深く損傷を受けていると予後は不良であることが多い。左利きや両手利きの患者の予後が良好な場合がしばしばみられる。

②　失語症のタイプと重症度

症候群のところでも触れたが、不可逆性失語は予後不良である。単純失語やブローカ失語は比較的予後は良い。

③　発症後経過時間

発症後の早期回復は著しい。これは脳の修復による自然治癒による回復である。この期間は発症後三ヶ月から六ヶ月といわれている。その後の回復は自然治癒と再学習の二要因による。回復の時間経過は個人差がある。後に述べるバック氏は脳血栓を発症して六年から十年の間に自らの体験から「失語症」という本を執筆した。

④　合併障害・健康状態

運動性構音障害、失行、失認、痴呆、うつなどの合併症や全身的健康状態は予後を左右する。

⑤　原因疾患

原因疾患が脳卒中（脳梗塞、脳出血）か外傷かによって予後も異なり、外傷のほうが良好といわれている。

⑥　年齢

高齢者に比べて、年齢が若いほうが予後が良いと一般に言われている。子どもの場合脳の左半球に損傷を受けても言語発達は普通の子と変わらないか少し遅いだけだが、年長者では局部的な破壊でも永続的な失語症になりやすい。

⑦　性差

大脳での言語機能の組織化には性差があり、女性は失語症の出現率も男性に比較して低く重症者が少ない傾向にある。

⑧　教育レベル
　高学歴の人は、教育期間が長かったことによる再学習への抵抗が少ないとか文字学習に導入しやすいなどの点はあげられる。

⑨　性格傾向・心理的状況
　発症による患者の極限状況に由来する不安が強いとか、内向的性格は訓練や予後に負の要因となることがある。

⑩　訓練要因
　患者に最も適した訓練方法を用いて、訓練回数も多い方が効果は高い。発症直後の一ヶ月から一ヶ月半は家族に週二回会って失語症に関する様々のカウンセリングやガイダンスを行うことが大切である。患者の初期の身体状態が落ち着いたら最初の一ヶ月は毎日会うほうが良い。患者の記憶力の回復に役立つばかりでなく、家族から必要な質問を受け、それに答えることで家庭でどのように対処すべきかを家族が学ぶことが出来る。患者が全人格的に尊重されるなかで、個人訓練および集団訓練を注意深く適切に行うことが望まれる。

7　家族と患者へのカウンセリング

M. バック（Buck, M.）は言語障害の専門家であるが、脳血栓を患い失語症になった。十年後彼は自らの体験を含めて失語症に関する本を書いた。一九七二年に竹田と長澤氏の翻訳で出版された。『家族と患者への専門的助言』という副題の示すように、失語症体験者の赤裸々な思いが書かれていて、失語症患者と接する全ての人々に彼の体験を知らせたいと思い、一部を要約して記述する。

①　患者と家族の抱える不安と孤独への援助

人は一生において、個人的・社会的・身体的に大きな打撃を蒙ることがある。この打撃から再起できるかどうかの最も重要な要因は、その人の人間関係にある。社会構造の基本的単位である家庭の安定性が再起の大切な要因となる。失語症患者の場合も最初の訓練目標は家族に置かねばならぬ。家族に適切なガイダンスをすることで、家族は見通しが立てられ不安が軽減すると、患者も不必要なあせりや不安を軽減できる。

失語症患者は社会的に孤立しているが、かれらは孤独に耐えられない。絶え間なく刺激を受けたり、家庭内で気持ちよく話をしたりすることを通じてのみ失ったことばの機能を取り戻すことが出来る。クリニックにおける言語訓練だけでは十分ではない。

患者にすぐ答えさせようと急がせてはいけない。忍耐強く思いやりをもって、患者がゆっくりと考えを表すよう励ます。患者の前でことば遣いや態度に気をつける。表面的には患者の理解力が落ちているようにみえるが、実際は見かけよりずっとよく理解していると考えるほうが妥当である。最も有害なものは症状を患者の面前で話すこと。回復しようとする患者の意欲を弱めてしまう。患者にとって最大の敵は意気消沈であり、これが機能回復を遅らせ妨害する。失語症患者は一人一人違うその人自身の問題を抱えている。様々の症状に十分精通し、患者の気持ちを理解し、他の専門家と協力して支援すること。

②　患者の抱える様々の障害

a. 激しい疲労

極度の疲労が予期できないほど長く持続する。この疲労のために忘れっぽくなる。記憶力も全般的に低下する。患者は自分の病気が家族の生活を変えてしまったという感情にとらわれ、罪悪感をもつ。うつ状態に陥りやすい。気力の低下とともに知的能力も低下していく。家族は混乱し、患者は士気を喪失していく。患者のなかには極端な躁状態を示す人がいるが、何かをきっかけにうつ状態にかわる。最初の数ヶ月の再適応の期間には、十分な休息・適切な栄養・適切な排便の習慣を維持することが最大の課題である。

b. 視覚あるいは聴覚に障害がおきている

半側盲を伴う失語症患者は、視界のなかに見えにくい空間があり、他人が突然現れるように感じられたり、自分の顔や体を動かすとき自分のからだのその部分が全く捉えられず、とっさの対応が出来ないため極度の不安を経験する。患者が生活状況をうまく捉えて安心して生活出来るように家具の配置や整理整頓、家庭空間の配慮が大切である。

聴覚障害は麻痺側の聴神経の機能障害を予想させられる。耳鼻科医と連携することと、麻痺していない側からの話しかけが大切である。

c. てんかん発作

以下の症状が一つ以上絶えず見られる場合には脳波検査が必要。

・極度の疲労感に襲われる

・ひどく怒りっぽくなり、しばしば自虐的行動を伴う
・言語および行動に周期的混乱
・言語表現が瞬間的に出来なくなる
・身体に痛みがある（とくに麻痺側にもある）
・極度の吐気
・理由もなくイライラし落ち着きを失う
・強度の頭痛
・視野にパッと光が見える

患者の入院期間が短い場合はてんかんに気づかないことがある。生命を脅かすような激しい痙攣もおこる場合があるので医師と緊密な連携をとり薬により適切にコントロールすることが大切である。てんかん発作は客観的なものの見方や記憶力を減退させるので患者の意気消沈につながる。

d. 行動の異常

・記憶力・意欲の低下。意気消沈

セラピストから命じられたことを忘れてしまう。宿題や練習をする意欲が出

ちだった。

てくるのに長い期間が必要だった。何をするにも意欲が出ずどうでもよい気持

る。些細な失敗のため長い期間憂鬱な気分にとりつかれてしまう。現実をはっ

確実に回復に向かっている場合も含めて、ほとんどの患者は情緒面で退行す

標である。患者に積極的進歩が見えてきたときセラピストは患者に不当な圧力

きり認識し、受け入れられるようになるかどうかが情緒適応の進歩のひとつのをかけないよう極力注意する。あまりに褒めすぎるのも逆効果。「さりげない

刺激と洞察力のある指導。積極的で不安を与えない楽しい活動」が、患者を救

い進歩を導く。

・性格の変化、社会順応困難

大脳損傷があると、普通なら我慢できる衝動を抑えることが難しくなる。不

安が極度に達すると強度のヒステリー症状を呈することがある。様々の恐怖症

(閉所恐怖、高所恐怖など)が現れることがある。情緒的退行しやすい。環境

刺激に影響されやすい。

③　家庭の指導と助言

失語症が発症した直後、家族は途方に暮れる。家族の沈黙、無意味なおしゃべりは患者を傷つける。患者の前途は家族がどこまで安定した気持ちを持っているかが鍵となる。

家族の不安や疑問を十分聴き取り、失語症について必要な情報を提供し、家族を落ち着かせることから始めることが大切である。

患者の基本的生活の確立と維持が、次の具体的課題となる。すなわち、十分な休息・適切な栄養・適切な排泄の習慣をまず確立する。

座位が保てるようになると、失語症のアセスメントを受け、失語症のタイプと今後の訓練方法の目途をたてる。個人療法・集団療法を適宜受ける。その際様々な家族の集まりがあるので、それぞれの家族に応じて紹介し、対応する。

・患者および配偶者の年齢、配偶者の身体および精神の状態
・学歴および職業
・家族の感情的結びつき（夫婦関係・親子関係・同胞関係・子どもの年齢）
・家族の社会生活全般への意欲（患者と家族が興味をもつ家庭外活動）

配偶者の突然の発症に決定的な打撃を受けて、精神的不安定が本格的精神疾患に

移行することがあるので、セラピストは患者の配偶者の様子も注意すること。

脳損傷者のうつ病は根深い問題であり、自殺の虞（おそれ）は常にある。患者を孤立させないこと。

高齢の失語症患者は卒中が起きる前から身体の衰弱があった。老衰に似た徴候が見受けられる場合には直ちに医師に紹介する。発病や急速な悪化を阻止できるかも知れない。高齢患者を家庭内に孤立させておくのは良くない。患者とその配偶者をクリニックに連れてきて、新しい仲間やことばの刺激を受けることにより心が開かれることがある。ボランティアーの協力や訪問も有益。これは患者ばかりでなく家族を援助することにつながり意義がある。高齢の失語症患者の余命が限られていることを認識すること。彼らが何を望んでいるかを真に理解し、現実的に処理すること。

現役で仕事をしている人が失語症を発症すると、回復に対する強烈な意欲をもつ。これは主婦についても同じである。モチヴェーションが現実の能力に比して高すぎると回復の可能性はより少なくなる。現実を正しくありのまま知ることが大切である。家族との連携は時間をかけ、何でも話せる雰囲気の中で着実に進めていくこと。

経済的問題は専門家に紹介する。

失語症患者を持つ妻は、容易ならぬ役割を持つ。あらゆる種類の不安が襲ってくる。セラピストは彼女たちの緊迫感をゆるめ、失語症の夫への拒否的態度を増長させないよう気をつける。妻自身の健康に留意してあげて、問題があれば医師に連絡すること。同様に失語症の妻をもつ夫への配慮が必要。夫たちは途方に暮れ、孤立感・無力感にうちひしがれている。ソーシャルワーカー・保健師・ヘルパーなどの援助チームの協力が必要。健康な時は、不仲をカモフラージュして暮らしてきた夫婦のどちらかが発症すると、これまでの偽りが明らかになることがある。カウンセラーの協力が必要になる。

就学前の子どもの活動は、患者を慰め回復への刺激を与えるが、患者が疲れすぎないよう配慮が必要。思春期前の子どもが父を避けたり拒否しないよう暖かい人間関係を維持出来るよう調整が必要。青年たちは父の発病に心を痛め協力するが、自分たちの不安を次第に患者のせいにし拒否的感情を患者に感じさせるように振舞うことがある。親の病状について話し合い、子ども達が親を理解し拒絶しないよう配慮する。

脳損傷により抽象的な概念や思考が乱れる。具体的で分かり易いことばをつかって患者に理解させる工夫がいる。患者が独り言やおうむ返しを言っている時や、ジェスチャーで何か伝えようとしている時は回復への兆しと考えたほうが良い。

8　小児失語症

（表14）～（表16）までは、「失語症状の回復」としてレネバーグ（Lenneberg, E.H.）が自験例および文献による小児失語症の回復例を示したものである。外傷・感染・腫瘍などの病因により失語症を発症した一歳八ヶ月から十八歳までの子どもの症例について、失語症状の残存期間（三ヶ月、一年、二年以上）が多くの症例数とともに示されている。脳損傷の部位や深さ広がりにもよるが、十二歳までは予後が比較的良いことがわかる。それに比して十四歳以降は何らかの永続的な失語症状が残存するようである。筆者の知人のお子様も四歳ころ風邪をこじらせ脳炎となり、一時は首もすわらずことばも全くでなかったのであるが、理学療法・作業療法・言語訓練を続け現在はことばには全く問題がない方を知っている。

鈴木陽子編著「学習障害（ＬＤ）注意欠陥多動性障害（ＡＤＨＤ）の事例集」の中に珍しい小児失語症の事例が報告されている。その症例は「小児の後天性失語症の特殊型」のようだと故鈴木昌樹が解説している。四歳から六歳で発病し、だんだんこと

発症時年齢	残存症状 3ヶ月	1年	2年以上	病因ないし病理学的所見	註　釈	症例の出典および同定
$1\frac{8}{12}$	＋	＋	0	外傷，右半球に比し左半球重度	言語の完全喪失。16ヶ月後再発達，12ヶ月に左半球切除し，失語症発症。手術後9ヶ月で完全回復	Basser (1962) 28
2	＋	＋	0	ひきつけを伴うジフテリヤ		Basser (1962) I
$2\frac{2}{12}$	＋	0	－	はしかに続く右半身けいれんおよび半身麻痺		Bateman (1890)
3	＋	＋	0	外傷に続く左側脳溢血		CHMC 63
4	＋	0	0	左前額外傷		Gutman (1942) TP
4	?＋	?0	－	左側頭葉膿瘍。内部被膜への排出手術を行なう	手術後観察8週間。着実に回復していたが，発話は未だ正常ではない	Brunner and Stengel (1932)
5	＋	＋	0	原因不明の急性半身麻痺		Basser (1962) XII
6	＋	0	0	左側動脈瘤破裂		CHMC 34
6	0	0	0	原因不明の急性半身麻痺		Basser (1962) I

表14　失語症状の回復（その1）
発症年齢1歳8ヶ月から6歳まで（レネバーグ著　佐藤方哉・神尾昭雄訳「言語の生物学的基礎」大修館書店．1974年　p158より）

発症時年齢	残存症状 3ヶ月	1年	2年以上	病因ないし病理学的所見	註　釈	症例の出典および同定
6	0	0	0	左側外傷		Gutmann (1942) A
6	0	0	0	左側外傷		Gutmann (1942) JK
6	+	−	−	非炎症性脳髄膜症	回復良好。追跡観察は不明確	Branco-Lefèvre (1950) MR
6	+	0	0	左側頂部外傷		André-Thomas et al. (1935) CHMC 39
7	+	0	0	右半球脳溢血（動脈レントゲン図により確認）		
7	+	0	0	不明	3ヶ月間理解および表現力悪化，その後9ヵ月間にわたり緩慢な回復	Poetzl (1926)
8	+	0	0	左側頭頂部外傷		CHMB 00
8	+	+	0	左側脳溢血		CHMC 51
9	+	+	+	?半身麻痺を伴うけいれん	永続的症状	Basser (1962) Ⅲ
10	+	0	0	左側外傷		Gutmann JJ
11	+	0	0	左側外傷に続きおそらく脳溢血		CHMC 63
11	+	+	+	左側耳原膿瘍	軽度の永続的症状。口ごもりおよび文法的な誤り	Gutmann (1942) JW
12	+	?0	?0	左側外傷	追跡観察なし。緩慢ではあるが，かなりの回復ありとの報告	Branco-Lefèvre (1950) AJ

表15　失語症状の回復（その2）
発症年齢6歳から12歳まで（レネバーグ著．佐藤方哉・神尾昭雄訳「言語の生物学的基礎」大修館書店　1974年　p159より）

発症時年齢	残存症状			病因ないし謬理学的所見	註　釈	症例の出典および同定
	3ヶ月	1年	2年以上			
14	+	+	+	左側外傷	永続的な軽度の失語症状。永続的な失書症および失読症顕著。	Branco-Lefèvre (1950) MCS
15	+	+	+	左頭頂部腫瘍	手術前に受容失語症。手術後に錯語症，9ヵ月以内に治癒。他の失語症状は手術後2年間変化せず。	CHMC14
18	+	+	+	左側頭頂部外傷	永続的な著しい失語症	CHMC70

＋＝ありとの報告
－＝なしとの報告
？＝報告不明確
0＝とくに報告はないが、論文中に言語の回復が示唆されているもの
CHMC＝ボストン市の幼児病院医学センター（未発表症例）

表16　失語症状の回復（その3）
発症年齢14歳から18歳まで（レネバーグ著　佐藤方哉・神尾昭雄訳「言語の生物学的基礎」大修館書店　1974年　p160より）

ばの理解ができなくなり聾のようにみえるが、聴覚や知能は正常。常に側頭葉に著明な脳波異常を示し、発作もある。当該例では、家族・聾学校・医療機関・学校の熱心な努力により、語音の聴取能力を取り戻し発話の力も回復していく様子が詳細に記されている。文字からことばの理解を助けたことが良かったようである。

文献

笹沼澄子編　二〇〇一　言語障害　第二版　医歯薬出版

岩田誠　一九八七　言葉を失うということ―神経内科医のカルテから―　岩波書店

伊藤正男　一九九八　脳のメカニズム―頭はどうはたらくか―　岩波ジュニア新書115　岩波書店

廣瀬肇　監修　小松崎篤・岩田誠・藤田郁代　編集　言語聴覚士テキスト　医歯薬出版

Schuell HM., Jenkins JJ., Jimenez-Pabon E. 1964 Aphasia in Adults-Diagnosis, Prognosis and Treatment. Harper & Row. New York. 笹沼澄子、永江和久訳　一九七一　成人の失語症：診断・予後・治療　医学書院

Buck M. 1968 Dysphasia. Professional Guidance for Family and Patient. Prentice-Hall.

竹田契一・長沢泰子訳　昭和四八年　失語症—家族と患者への専門的助言　日本文化科学社

鈴木陽子編著　二〇〇〇　学習障害（ＬＤ）注意欠陥多動性障害（ＡＤＨＤ）の事例集　星の環会

Lenneberg. EH. 1967 Biological Foundation of Language. Wiley & Sons.　佐藤方哉、神尾昭雄訳　言語の生物学的基礎　大修館書店

あとがき

駿河台出版から「言語障害カウンセリング」について書いてみないかというお勧めを頂いたのが二〇〇四年一月だった。筆者は「言語心理学」、「言語発達論」、「コミュニケーション心理学」、「言語障害特論」等二〇年近く大学・大学院で講義をしてきた。しかし、講義の教科書になる一冊の本になかなか巡り会えなかった。やむなく多くの著書や論文から必要な箇所をコピーして教材として活用させて頂いた。筆者の講義は、主としてスピーチコミュニケーションとその障害に関するものだったので、「言語の産生と認知」に関する生理学・音響学・認知科学の情報と、「言語発達」に関する心理学・言語学の情報及び「言語障害臨床」に関する言語病理学・臨床心理学の情報を含んでいる。講義の教科書に使えるように、基本的で重要な情報を含んだ一冊の本があればよいのにと永年思っていたので、執筆依頼を慎んで引き受けることにした。

ところが、二〇〇四年四月に勤務する大学の心理分野主任という役が回ってきてしまった。年齢順の役回りで筆者に管理能力があったわけではないし、この種の政治的仕事が好きなわけでもない。どちらかというと苦手な仕事であった。実際始まってみると想像を越える難しい仕事で、本来の学部・大学院教育の合間にこの手のやっかいな仕事が入ってくる。執筆どころではなくなってしまった。任期は二年でその間に家族の病気への対応も余儀なくされ、脱稿したのが二〇〇六年六月上旬だった。駿河台出版は状況をご理解くださり励ましの言葉と共に待っていてくださった。

先に述べたように、「言語心理学」・「言語障害臨床」は広範囲の学際領域における先達の優れた業績の恩恵を受け、筆者の講義や研究も彼等の業績の上に成り立っている。本書で彼らの業績を明記しておきたかった。本書に多くの研究者の著者や論文から図表を引用したのは、論述を進めていくうえで必要欠くべからざるものであったからである。図表の出典は細心の注意をはらって明記したつもりだが、不備があればご指摘賜りたい。本文にも先達の著書・論文の引用がある。これも必要最小限にとどめたつもりだ。とくに恩師・金子隆芳筑波大学名誉教授が訳されたT．ディーコン著“The Symbolic Species”『ヒトはいかにして人となったか』からは多くの箇所を引用させて頂いた。この書は汲めども尽きぬ知見に満ち溢れていて、「無人島に携行する一冊は何か」と聞かれたら筆者は迷わずこの書を選ぶだろう。

それにしても駿河台出版は、多彩な人材を擁している。本書編集担当の石田和男氏の声とことばには独特な力があって、本書の完成までのプロセスは石田氏の声とことばに誘導されてことが進んでいった感がある。聞くところによると石田氏は、ソルボンヌで演劇を勉強されたとのこと。我々カウンセラーも、声とことばを磨いていきたいと思う。

二〇〇六年　秋　　　　　　紅葉の美しい国立にて　　　　著者

【著者略歴】

府川昭世（ふかわ　あきよ）

1962年名古屋大学教育学部卒業。東京都立大学人文科学研究科心理学専攻修士過程終了。その後、厚生省国立聴力言語障害センター、茨城県母子保健センターなどに勤務。茨城キリスト教大学講師、青上女子短大講師、上智大学大学院講師を経て現在山梨英和大学・大学院教授。教育学博士。臨床心理士。言語聴覚士。

主な著書

『児童臨床心理学講座Ⅶ』共著（岩崎学術出版社）、『講座言語障害治療教育５』共著（福村出版）、『21世紀耳鼻咽喉科領域の臨床』第15巻共著（中山書店）、『言語聴覚士テキスト』共著（医歯薬出版）など。

言語障害カウンセリング

●――――2006年11月15日　初版第１刷発行

著　者――府川昭世
発行者――井田洋二
発行所――株式会社 **駿河台出版社**
〒101-0062　東京都千代田区神田駿河台３－７
電話 03(3291)1676番(代)／FAX 03(3291)1675番
振替 00190-3-56669
製版所――株式会社フォレスト
ISBN4-411-00374-0　C0011　¥1700E

《21世紀カウンセリング叢書》
［監修］伊藤隆二・橋口英俊・春日喬・小田晋

キャリアカウンセリング
宮城まり子

近年厳しい経済状況に見舞われている個人、企業、組織はキャリアカウンセラーの支援を切実に求めている。本書はキャリアカウンセラー自身の本格的なサポートをするために書き下された。

本体１７００円

実存カウンセリング
永田勝太郎

フランクルにより提唱された実存カウンセリングは人間の精神における人間固有の人間性、責任を伴う自由を行使させ、運命や宿命に抵抗する自由を自覚させ、そこから患者独自の意味を見出させようとするものである。

本体１６００円

ＡＤＨＤ（注意欠陥／多動性障害）
町沢　静夫

最近の未成年者の犯罪で注目されているＡＤＨＤについて、90年代以後の内外の研究成果をもとにＡＤＨＤとは何かにせまる。そして、この病気にいかに対処するか指針を示してくれる。

本体１６００円

芸術カウンセリング
近喰ふじ子

芸術カウンセリングとは言語を中心とした心理療法を基本に芸術（絵画、コラージュ、詩、歌）を介したアプローチをしてゆく心理療法のことである。

本体１６００円

産業カウンセリング
石田　邦雄

産業カウンセリングは運動指導・心理相談・栄養指導・保健指導などの専門スタッフが協力して働く人の心身両面からの健康保持増進を図ろうとするものである。

本体１６００円

ＰＴＳＤ　ポスト・トラウマティック・カウンセリング
久留　一郎

トラウマとは瞬間冷凍された体験だ。それを癒すには凍りついた体験を解凍し、従来の認知的枠組みの中に消化吸収してゆくことだ。

本体１７００円

親《おや》業《ぎょう》トレーニング

近藤　千恵
久保まゆみ編

親業に出会うことが、コミュニケーションの質を変え、人間関係を変える。それだけでなく、自分自身への見方、考え方を変える、自分の欲求が明確になる。そのことがその人の人生の質まで変えていく。

本体1900円

クライエント中心のカウンセリング

佐々木正宏

C・ロジャースにより提唱されたクライアント中心のカウンセリングを再検討し、それを発展させている。

本体1700円

自己愛性人格障害

町沢　静夫

コフート、カーンバーグ、マスターソンらの理論を検証しながら自己愛性人格障害の治療法をさぐる。

本体1700円